藤本 靖

人間関係が楽になる神経の仕組み

脳幹リセットワーク

講談社+α新書
プラスアルファ

はじめに　人とうまく関われないあなた、神経カチカチになっていませんか？

現代人の悩みのほとんどは、つきつめると人間関係の問題です。

「上司と反りが合わないので会社に行きたくない……」
「妻と冷戦状態なので家にいても落ち着かない……」
「定年後、会社以外の友人をつくる自信がない……」

人と関わるのはストレスになる。
でも一人でいるのはさびしい。
というジレンマの中、みんなモヤモヤしながら生きています。

「明るく、楽しい人」になって、人から好かれようと努力したかもしれません。
「気づかいのできるやさしい人」になって、誰とでも仲良くしようと努力したかもしれません。

「他人のことは気にしない人」になって、職場の人間関係は割り切ったものにしようと努力したかもしれません。

そして、努力を重ねたにもかかわらず、やっぱりうまくいかなくて、些細なことでピリピリ、モヤモヤしている自分がいる……。

「もうこれは自分の性格だから仕方ない」とあきらめてしまってはいませんか？

でも、ちょっと待ってください！


人間関係がうまくいかないのは、性格や人間性の問題ではないのです。

ピリピリ、モヤモヤは、実は身体の反応です。

もっというと「神経」の反応です。

つまり、「人間関係の問題は神経の問題」ともいえるのです。

人間関係の悩みに心がけや精神論が通用しないのは、神経という身体の問題を頭で解決しようとしているからです。

「人間関係の悩みが神経の問題とはどういうこと？」

少し説明させてください。

神経とは、身体のあらゆる臓器の「on-off」のスイッチです。
筋肉も、胃腸も、心臓も、身体の働きはすべて神経のスイッチで制御されています。
「on-off」を繰り返すことで、身体に「緊張とリラックス」の波をつくります。
朝、目が覚めて活動して、夜、眠りについて休む。
ダッシュで駅に向かって、電車で座ってくつろぐ。
プレゼン前にドキドキして、終わってお茶してまったりする。

これらはすべて神経がつくる、緊張とリラックスの波によるものです。神経が正常に働いていれば、波は穏やかな状態でバランスを保ちます。

一方、ストレスだらけで神経が壊れてしまうと、波が激しくなり、乗りこなすのがとても大変で、疲れてしまいます。

上司の顔を見ただけで「ピリピリ」してしまう……。
どうでもいいメールの内容に「モヤモヤ」してしまう……。

頭ではわかっているはずなのに、相手に対して過剰に反応してしまうのは、神経のスイッチが壊れてしまっているからなのです。

神経のスイッチはエアコンについている室温調整装置と同じ仕組みです。
部屋の温度が上がったら冷たい風を出し、下がったら温かい風を送り、心地よい室温に保つことができるのは、調整装置が働いているからです。

神経のスイッチは
室温調整装置と同じ仕組み

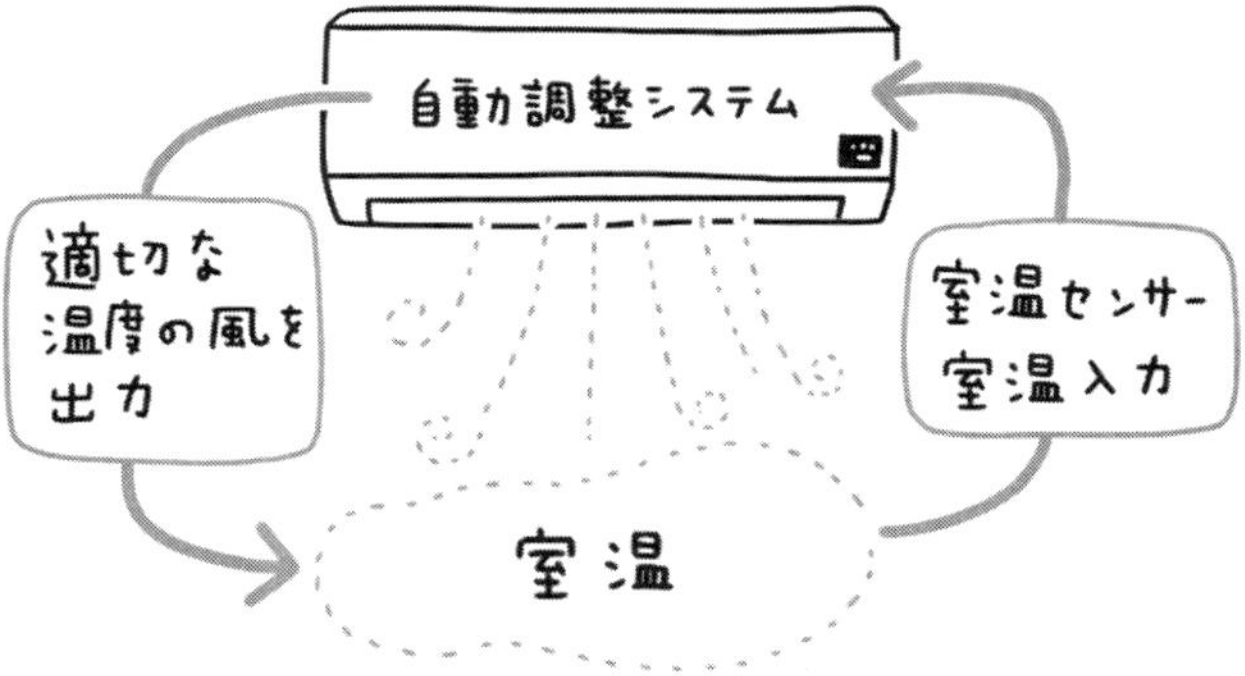

人の場合、神経の調整装置は「脳幹」にある

人の場合、この調整装置は「脳幹」という場所にあります。

脳幹は、脳の奥のほうにあり、呼吸・循環・消化などの自律神経機能の中枢となっています。

また、脳幹は、目、鼻、口、耳、のど、首、顔の表情筋など、コミュニケーションを行うのに必要な身体の部位の神経ともつながっています。

そして、これらの身体の部位をゆるめて使うことができれば、自律神経系のリラックス作用と連合して働くことが知られています。

つまり、目、鼻、口、耳がゆるんでいれば、コミュニケーションはリラックスした、楽なものになるはずなのです。

それは人間であれば誰もが持っている神経の仕組みであり、その中枢が脳幹にあるのです。

脳幹のある場所

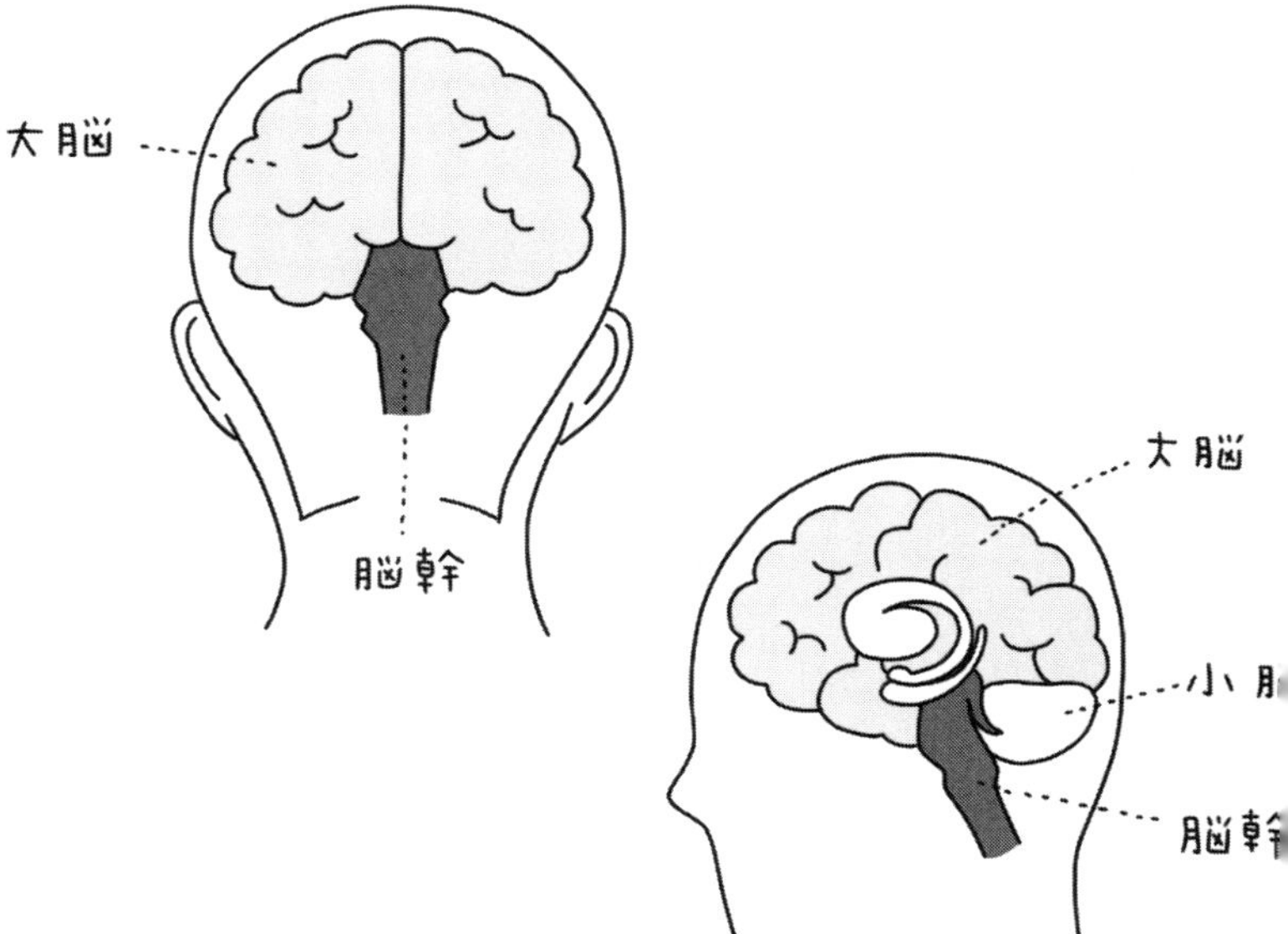

脳幹は、脳の奥のほうにあり
呼吸・循環・消化などの自律神経機能の中枢となる

しかし、われわれ現代人は、常にストレスにさらされた生活環境にあり、外の世界から自分を守るために、目、鼻、口、耳などの感覚器官を過剰に緊張させているので、そこから神経でつながる脳幹がカチカチになっていて、調整装置としての役割を果たせなくなっています。

いくら言葉でやさしいことをいっても、つりあがった目で、きつい口調で話されたら、人間関係はピリピリします。

エアコンの例でいうと、調整装置が壊れて、うだるような暑さの中で温風を送り続ける、というようなやっかいな状況になっているのです。

緊張とリラックスの調整装置である脳幹が壊れているかぎりは、心がけや精神論でいくら頑張っても、人間関係がうまくいくはずはないのです。

しかし、ここでいいお知らせがあります。

カチカチの脳幹は、
まるで壊れたエアコン！

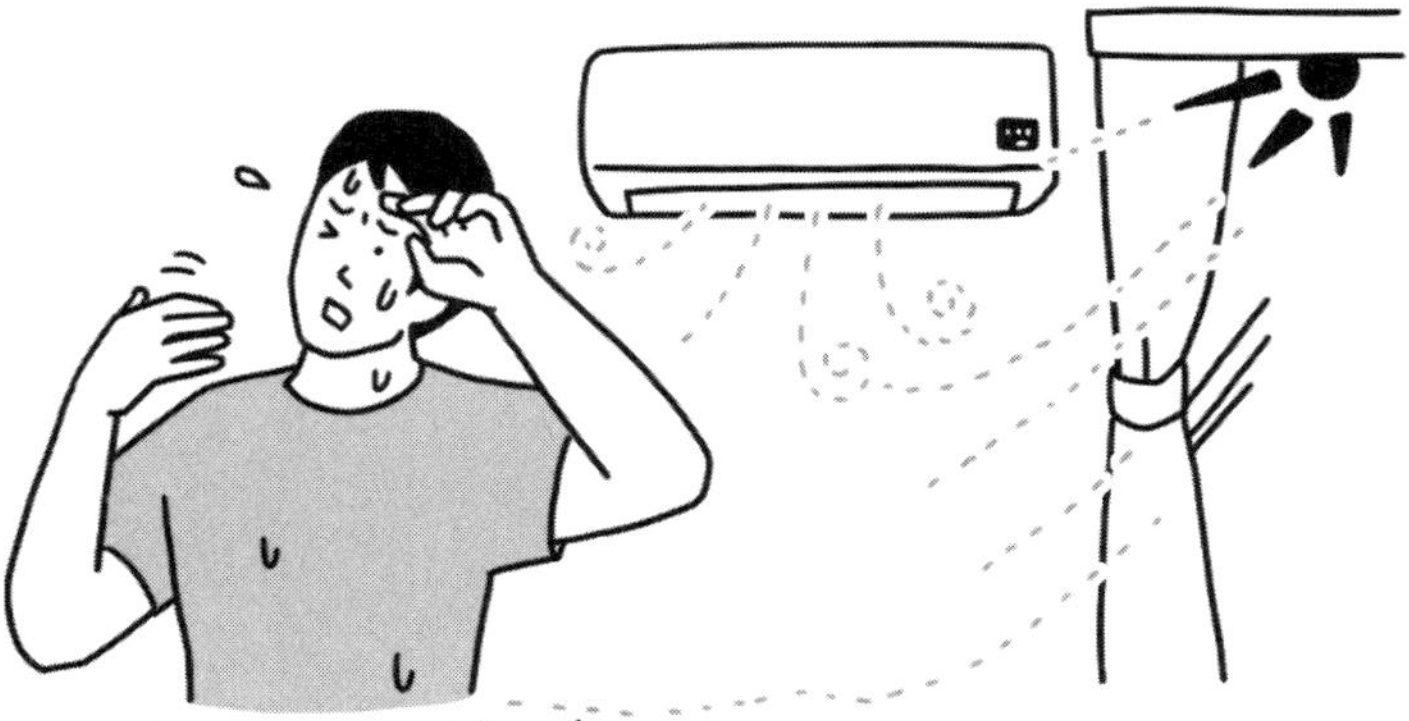

センサーが壊れると、
部屋が暑いのに温風が出てしまう

先ほど申し上げたように、脳幹は、目、鼻、口、耳、のど、首、顔の表情筋などの神経とつながっています。

つまり、これらの身体の部位に適切に働きかけることで、機能不全となっている脳幹をリセットして、人と関わることで自分を落ち着かせ、周りにも安心感をもたらすことができるという人間本来の神経の仕組みをとり戻すことができるのです。

目、耳、のどなどの器官に働きかけて、健全な自律神経系の働きをとり戻すという手法は、すでに精神医学の臨床の現場で幅広くとり上げられています。

私自身はボディワークという身体の専門家として、身体への働きかけが自律神経機能に与える影響を生理データとして測定し、プロスポーツ選手のトレーニングや、ビジネスマンのストレスマネジメントのプログラム開発に応用するという活動を行っています。

本書では、そのとっておきのエッセンスをご紹介します。

ストレスにより疲弊して機能不全になっている脳幹をリセットし、神経本来の仕組みをとり戻して、人間関係が楽になるボディワークをぜひご体験ください。

「神経本来の仕組みをとり戻す」

というと難しく感じるかもしれませんが、ご安心ください。

お茶の間の人気者の中に、その名人がいます。

彼らの「フワッ」とした雰囲気をまねるところからはじめれば大丈夫です。

「甘噛み名人」　矢作兼《やはぎけん》さん（お笑い芸人）
「のど発声の名人」　ケンドーコバヤシさん（お笑い芸人）
「舌づかい名人」　大久保佳代子《おおくぼかよこ》さん（お笑い芸人）
「鼻腔《びくう》共鳴の名人」　髙田明《たかたあきら》さん（「ジャパネットたかた」創業者）
「コアマッスル名人」　栗山英樹《くりやまひでき》さん（プロ野球監督）
「脇づかい名人」　有働由美子《うどうゆみこ》さん（アナウンサー）

「甘噛み」ってなにそれ？　とおもわれるかもしれませんが、その中に人間関係をスムーズにする神経の仕組みの重要なエッセンスが隠されているのです。

「その人たちはお茶の間の人気者だから人づきあいはうまいかもしれないけど、自分なんかにはとてもまねできないのでは……」

実は、人間関係を楽にする神経の仕組みは、誰もが生まれながらに持っている能力なのです。

そのヒントは、「赤ちゃん」にあります。

街角で赤ちゃんに出会うと、なんとなくフワフワしませんか？　ちらっと顔をのぞいてみたら、ニコッと微笑みかけてくれる。

そんな体験をしたら、おもわずこちらも顔がほころびます。

そばにいるお母さんに「かわいいですね。何ヵ月ですか？」と話しかけてしまうかもしれません。

さっきまで殺伐としていた街の空気が、気がついたら、ふんわり楽しい雰囲気に包まれて、そこにいる誰もがほのぼの幸せな気分になる。

言葉が話せなくても、赤ちゃんは見ず知らずの他人まで引き込み、その場を和ませる、つまり人間関係の達人といえるような不思議な力を持っています。

私はこれを「赤ちゃん力」とよんでいます。

「赤ちゃん力？　なにそれ……」
「自分は大人だから関係ない……」
「そもそも、赤ちゃんはあまり得意じゃない……」

そんなふうに感じる方がいらっしゃるかもしれません。

人間の赤ちゃんは自分一人ではご飯を食べることも、動くこともできないという意味で、他の動物に比べて未熟な状態で生まれます。

一方、呼吸、循環、消化など生命活動の中枢である「脳幹」に特化した能力を持ち、脳幹から神経でつながる目、鼻、口、耳、のど、首、顔の筋肉など、コミュニケーションに必要な働きを、すでにある程度備えていることが知られています。

自分一人では生きていけない赤ちゃんにとって、人と関わる力を持つことは切実な問題なのです。

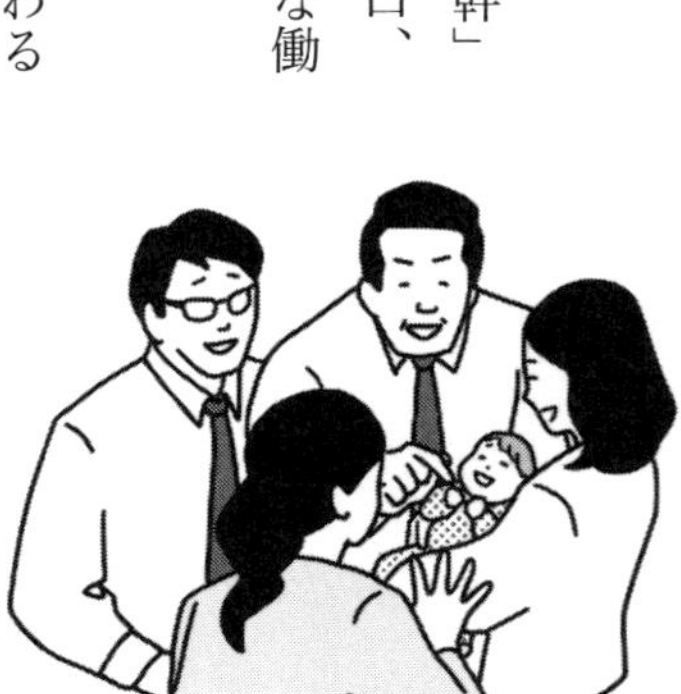

赤ちゃんが持つ「人と関わるための神経の仕組み」が、「赤ちゃん力」です。

「赤ちゃん力」は、誰もが生まれながらに持っていて、その後の発育、成長過程のベースとなり、「人間関係の基礎力」ともいえるものなのです。

先にあげたお茶の間の人気者の方々のことを思い出してみてください。

矢作兼さん、ケンドーコバヤシさん、大久保佳代子さん、髙田明さん、栗山英樹さん、有働由美子さん。

みなさん、どこか「赤ちゃん力」っぽい雰囲気を持っていませんか？

ものすごく頑張っているふうでもなく、ごくごく自然に振る舞っているのに、なぜか多くの人を引きつけてしまう……。

その秘密は「赤ちゃん力」にあります。

私は赤ちゃん力の達人にお会いして、その立ち居振る舞いを生で拝見する機会を切望していました。

そして、「赤ちゃん力を確認したい」という私の訳のわからない願いを周りの方々が応援してくれたおかげで、髙田明さん、大久保佳代子さんと、それぞれ対談させていただくという貴重な機会を得ることができました。

そして、髙田さんも大久保さんも赤ちゃん力の達人であるということを、この目でしかと確認したのです。

髙田明さんとの対談は、本書第3章に収録されていますので、その「赤ちゃん力」ぶりをぜひお楽しみください。

「赤ちゃん力」を発揮するのに赤ちゃんのモノマネをする必要はありません。

脳幹をリセットして、自分が本来持っている神経の仕組みを引き出せばいいのです。

それは、視線、発声、姿勢など日常における身体の使い方を少し工夫するというような、誰でもすぐにできる簡単なことなのです。

「赤ちゃん力」の達人たちの身体の使い方にそのヒントがあります。

本書では、それを誰にでも再現できるような簡単なワークとしてご紹介していきますので、気になったものを選んでぜひ試してみてください。

脳幹をリセットして、ご自身の中に眠っている「赤ちゃん力」が自然に引き出されて、ピリピリ、モヤモヤした人間関係がフワッと、楽しく、愉快なものになる。

本書がそんなふうに読者のみなさまのお役に立てることを心より願っています。

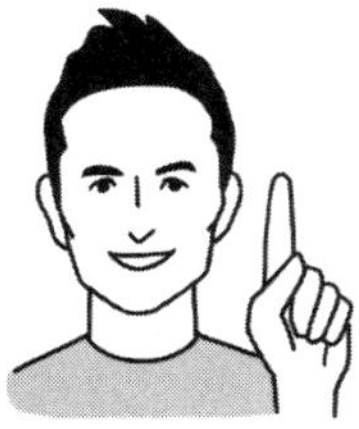

もくじ　人間関係が楽になる神経の仕組み　脳幹リセットワーク

第2章　達人に学ぶ脳幹リセットワーク　～お笑い芸人編

第4章 達人に学ぶ脳幹リセットワーク ～バランス名人編

第1章　「脳幹リセット」で人づきあいは楽になる

人間関係の問題が悩みのタネ

私は「ボディワーク」という身体技法の専門家です。

「ボディワーク」という言葉を聞いたことはありますか？

ヨガ、ピラティス、整体など、身体に働きかける技法の総称をボディワークといいます。

筋肉を鍛えて強くするのが「トレーニング」だとしたら、筋肉をゆるめて使いやすくするのが「ボディワーク」です。

私はバブル期に大学を卒業し、就職しました。

そのとき世の中は、仕事も遊びもバリバリ頑張って楽しもう、明日の自分に向かってどんどん成長しようという雰囲気でした。

地方から上京して人に負けないようにと頑張っていた私は、なんだかよくわからないけれど、いつも疲れていました。

社会人になって3年経った頃には、自分は生涯この生活を続けることはできないと感じていました。

そんなとき出会ったボディワークの「ゆるめる」というコンセプトは、とてつもなく魅力的でした。

それ以来、私はボディワークの世界を探究し続けてきました。

10年間、大学院で自律神経系の研究に打ち込み、２００1年からはボディワークの実践家としても活動するようになりました。

ボディワークの世界に関わり、「ゆるめる」メソッドを知ったことで、私は本当に楽になりました。

今でも疲れることはありますが、少し休めばそこそこ元気に戻ることができます。

何より助かったのは、人間関係が楽になったことです。

以前の私は人の目を気にして頑張っていたので、いつもピリピリしていました。緊張が高ぶり続けて自分一人で勝手に疲れていて、そして周りの人も疲れさせていたようにおもいます。

他のことがどれだけうまくいったとしても、人間関係がうまくいかないと人生は楽しくないとも感じていました。

その後、私はボディワークの専門家として、お子様からお年寄り、プロスポーツ選手から病気で動けない方、ビジネスマンから主婦の方まで、あらゆる人々に「ゆるめる」メソッドをご提案してきました。

みなさんが疲れない身体に、そして同時に人間関係が楽しいものに変化していくのをそばで見守り続けてきました。

そして、多くの経験を重ねる中で、それには「神経の仕組み」が深く関わっていることに気がつきました。

また、時代の移り変わりの中で、ただ「ゆるめる」だけではうまくいかないということもわかってきました。

この章では、うまくいかない現代人の人間関係に、神経の仕組みがどのように関わっているかを詳しく見ていきます。

人とうまくつながれない理由

よどんだ空気と騒音に囲まれ、朝から晩までパソコンやスマホを見続ける、電車に乗ればみんな疲れてピリピリしている……。

われわれ現代人の生活はストレスだらけです。

いつも気が休まらずなんだかイライラしているのは、生活の中で多くのストレスにさらされているからです。

ストレスを受けると、人は不快症状に対して防衛しようとして〝身構え〟ます。

身体を緊張させて身構え、ストレスをブロックしようとするのです。

聞きたくない話を聞かされそうになったときは耳を閉じ、見たくないものが見えたときは目を閉じ、よどんだ空気にさらされたときは鼻や口を閉じてブロックします。

電車の中で、ヘッドフォンで音楽を聞いたり、マスクをしたりするのは、ストレスが入ってこないようにするための無意識の防衛ともいえます。

ストレスをブロックしようとして身構えているときのことを思い出してください。

目、鼻、口、耳を緊張させると同時に肩と首をギュッと緊張させているはずです。

ストレスを受けたとき、われわれはそれに付随して起こる心身の不快症状を生命への危機として防衛しようとします（生理学では「防衛反応」といいます）。

ピリピリと身構えて、なにげない一言にいちいち噛みついてくる、こんな状態で人と人はうまく関われるでしょうか？

あなたの周りにそんな人はいないでしょうか？

あるいは、時にはあなた自身がそんな状態になっていることがあるかもしれません。


また、外からのストレスが恒常化して、ピリピリ身構えて興奮し続けていると、神経はどこかで〝凍りつく〟ことになります。

これ以上緊張が続くと心身へのダメージが大きくなり、本当に生命の危機にさらされるかもしれないからです。


そんなときは、いったん神経のスイッチを切るしかないのです。

つまり、ストレスを感じ続けることが苦しいので、〝無感覚〟になり、気づかないふりをしてやり過ごそうとするのです。

何をいってものれんに腕押し、こちらの気持ちがまったく響かない、そんな状態で楽しい人間関係が結べるでしょうか？

最近は〝無感覚〟になっている人が増えています。

「お風呂に入ってもリラックスしているかどうかわからない……」

ピリピリを通り越して、凍りついてカチカチの無感覚になっているのです。

カチカチの人は、反応がとても鈍くなっているので、リラックスしようとしてもうまくいきません。

満員電車に乗ると、その不快さから逃れるように無感覚になり、能面のような表情で時間をやり過ごしている人々を多く見ます。

私がボディワークのことを知ったバブル時代はピリピリした人が多くいました。

そして30年近くの時を経て、今はカチカチの人が増えています。

あなた自身がストレスにまみれたとき、カチカチの無感覚になっていることはありませんか？

外の環境からくるストレスにさらされ続けたとき、身体は外の世界に対して、２つの戦略をとります。

身構えて〝過敏（ピリピリ）〟になるか。

無感覚になって〝凍りつく（カチカチ）〟か。

ピリピリ、カチカチはいずれも神経の反応です。

緊張とリラックスの波、つまり自律神経系を司る脳幹が調整不全になっている状態です。自分の外の世界に対して、ピリピリ、カチカチになっている状態で人とうまく関わるのは至難の業です。

ストレスだらけの環境を生きる現代人にとって、人間関係がうまくいかないのは、神経の仕組みから考えると仕方ないことなのです。

性格や心がけの問題として努力しても、何とかなる問題ではないのです。

身構えることなく、無感覚になることなく、人と出会えるようになるためには、どのような神経の状態になればいいのでしょうか？

ピリピリ、カチカチの状態で
人とうまく関わるのは至難の業！

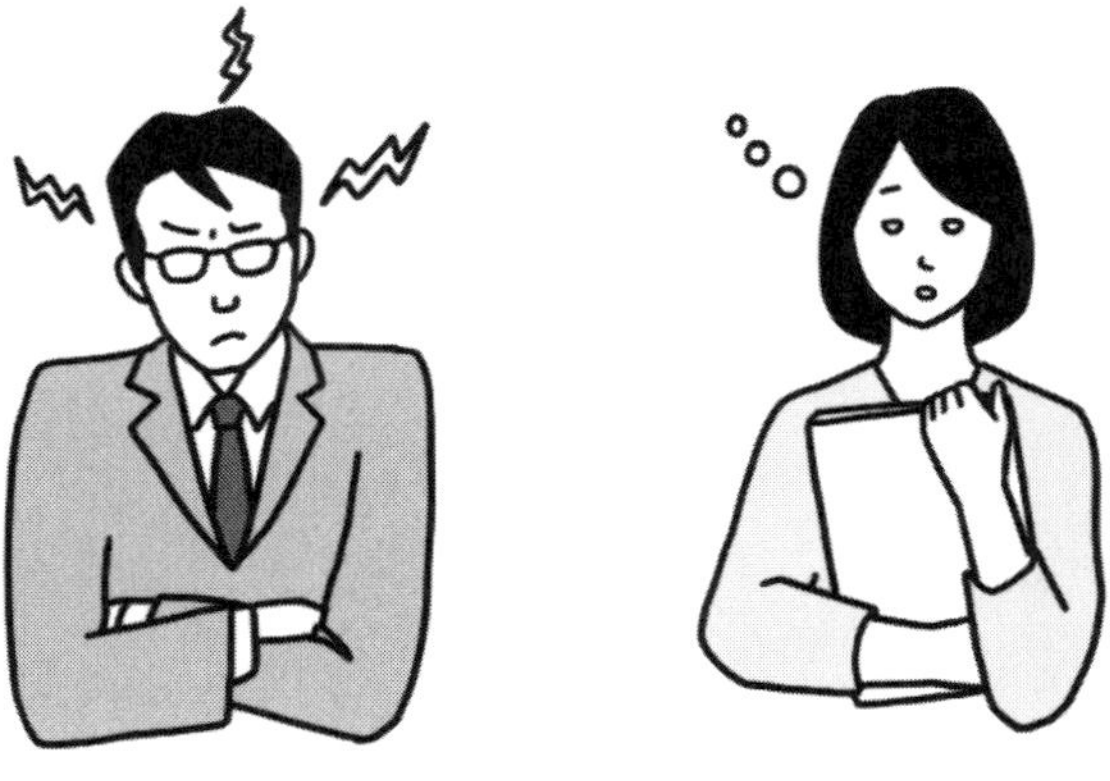

ストレスにさらされ続けたとき
身構えて“過敏（ピリピリ）”になるか、
無感覚になって“凍りつく（カチカチ）”か。
いずれも神経の反応です

人とつながるための神経の仕組み

外の世界に対してやわらかく開かれていて、そして好奇心と感受性を持っている状態と考えたときに、浮かび上がってくる存在があります。

それは、赤ちゃんです。

人間の赤ちゃんは、他の動物に比べてとても未熟な状態で生まれてきます。

呼吸、循環、吸啜《きゅうてつ》（おっぱいを吸う）、嚥下《えんげ》（飲み込む）、消化など生命を維持するための基本的な機能は一通り持っていますが、自分でご飯を口に入れたり、身を守ったりすることができません。眠たくなっても自分一人では寝ることができず、自分一人では泣きやむことも難しいのです。

お母さんをはじめとする周りの人たちにサポートされるという前提で、そのような未熟な状態で生まれてくるのです。

つまり、人に構ってもらえないと生きていくことが難しいため、誰もがおもわず近寄りたくなる存在である必要があるのです。

赤ちゃんは見た目がぬいぐるみみたいでかわいいですよね。

しかし、その魅力は外見のかわいさだけではないのです。

見た目のかわいさだけではない、「人を引きつける神経の仕組み」があるのです。

私は、赤ちゃんが持つこの神経の仕組みを、

「赤ちゃん力」

とよんでいます。

「赤ちゃんが持っている神経の仕組みを大人である我々がとり戻そうとしても難しいのでは？」

そんなふうにお感じの方もいらっしゃるでしょう。

実は、赤ちゃんのときに元々持っていた生きるために必要な能力は、大人の成熟した神経系の機能のベースになっているのです。

「笑顔」を例に考えてみましょう。

赤ちゃんは、自分が快適である限り、誰にでも笑顔を振りまいてくれます。

これは、無意識に起こる神経系の機能、つまり「本能」といえます。

一方、大人の笑顔はどうでしょうか？

この人は、安全な人か、仲良くしといたほうがいいか、関わったらややこしそうな人か、などと頭で考えながら、笑顔をつくったり、無表情になったりしています。

そうこうしているうちに、自然な笑顔を忘れてしまうのです。


赤ちゃんの自然な笑顔は、人間の生存に必要な機能を持つ「脳幹」という脳の部位を中心に起こります。

一方、大人のつくり笑いは、運動や思考などを司る「大脳皮質」という脳の部位を中心に起こります。


神経系の発達は、脳幹で起こる無意識の反応を意識化する中で大脳皮質を発達させていく過程ともいえます。

例えば、大人になっても誰彼となく笑顔を振りまいたり、苦手な人だからといって会社の上司に向かってしかめ面をしていたら社会生活が難しくなってしまうでしょう。

自然な笑顔は「脳幹」を中心に起こる

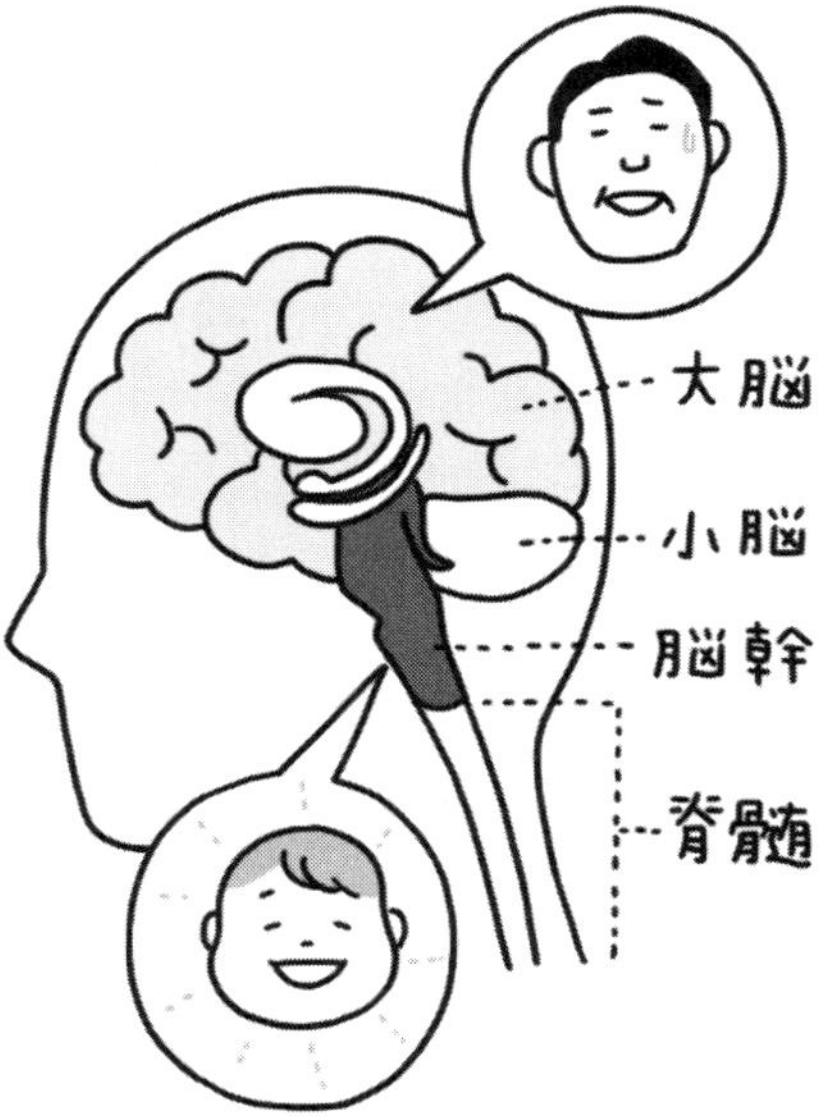

赤ちゃんの自然な笑顔は、人間の生存に必要な機能を持つ「脳幹」を中心に起こる。一方、大人のつくり笑いは、運動や思考などを司る「大脳皮質」を中心に起こる

笑顔を抑制したり、コントロールしたりすることも必要な能力です。

しかし、神経の仕組みから考えると、大人になったからといって、赤ちゃんの自然な笑顔が失われるわけではないのです。

脳幹による生きるための無意識の反応と、大脳皮質による意識的な制御は、相互に協調関係を保ちながら発達します。

現に、大人としての社会性を持ちながらも、赤ちゃんのようなやわらかい笑顔を保ち続けている人たちも一部にはいます。

脳幹で起こるストレス防衛反応

では、なぜ多くの大人たちは自然な笑顔を失ってしまうのでしょうか？

笑顔が引きつってしまうのは、慢性的にのしかかるストレスが原因です。

例えば、満員電車の中で誰かにグイッと強く押されたとイメージしてください。身体はどんなふうに反応するでしょう？

歯をグッと食いしばり、首をギュッと固めるような反応になりませんか？

これはストレスに対する防衛反応です。

防衛反応は生命維持の中枢である「脳幹」で起こります。
脳幹は、脳と脊髄の境目の部分、頭と背骨の境目の部分に位置します（37ページ参照）。ストレスを感じたとき、自分の身を守るためにまずこの部分が緊張するのです。

脳幹からは、目、鼻、口、耳、顔面、首、内臓などの働きを調整する12対の「脳神経」が出ています。

心身がストレスを受けて脳幹に緊張が生じることで、12対の脳神経それぞれが支配する身体の部位に緊張やこわばりが現れます。

たとえば、目がショボショボする、顔面がピクピクする、首がカチカチになる、内臓がキリキリと痛むなどが代表的な症状です。

笑顔がこわばるというのは、まさしくこれらの症状の象徴的な現れです。

自然な笑顔の大本である脳幹がストレスで過剰に緊張しているため、いくら表面でとりつくろうように顔に笑みを浮かべようとしても、それは心のこもっていない、引きつった笑顔になってしまうのです。

そして、引きつった笑顔では人間関係もスムーズにいかないのです。

カチカチの脳幹をリセットしよう

まだストレスにまみれていない赤ちゃんは、脳幹が過剰に緊張するということがありません。

脳神経12対の関連部位（目、鼻、口、耳や顔の筋肉）をスムーズに動かすことができ、さらにそれは脳神経の一つである「迷走神経」によるリラックス作用と連合して働きます。

ゆえに、自分が快適であるかぎりは、いつでも誰にでも自然な笑顔を振りまいて、人と関わることで、自分を落ち着かせ、周りにも安心感をもたらすことができるのです。

一方、われわれ大人は、ストレスに対する身構えで「脳幹」をカチカチに緊張させて、そこから神経でつながる目、鼻、口、耳や顔の筋肉もカチカチに緊張、迷走神経のリラックス作用も機能しない状態なので、笑顔は引きつり、人間関係もピリピリしてしまうのです。

これは性格や人間性の問題ではなく、神経の問題なのです。

自然な笑顔をとり戻すには、心がけや精神論ではなく、引きつる笑顔の大本であるカチカチの脳幹をリセットする必要があるのです。

脳幹をリセットというと難しく感じるかもしれませんが、実はいい方法があります。

先ほど申し上げたように、脳幹からは目、鼻、口、耳、顔面、首、内臓などの働きを調整する12対の「脳神経」が出ています。

脳神経が支配するこれらの身体の部位に適切に働きかけることで、その大本である脳幹をリセットして、本来の調整力をとり戻すことができるのです。

精神医学の臨床の現場では、

眼球の動きを使ってメンタルストレスを解放させる、

ある特定の周波数の音を聞くことで過敏症を改善させる、

のどを響かせる発声をすることで自律神経系のバランスをとる、

などの脳幹リセットの手法がすでに幅広くとり入れられ成果を出しています。

私自身は、元々は研究者として身体への働きかけが自律神経系に与える影響を科学的に探究し、その後は、ボディワークという身体の専門家として、目、鼻、口、耳などの感覚器官や内臓に働きかけて自律神経系のバランスをとるという脳幹リセットのためのワークを数多く開発してきました。
そして、現在はそれらのワークの効果を生理データとして測定し、プロスポーツ選手のトレーニングや、ビジネスマンのストレスマネジメントのプログラム開発に応用するという活動を行っています。

本書では、これらの経験から編み出された脳幹リセットのワークをご紹介します。
ワークを実践することで、赤ちゃんのような自然な笑顔をとり戻すことができます。

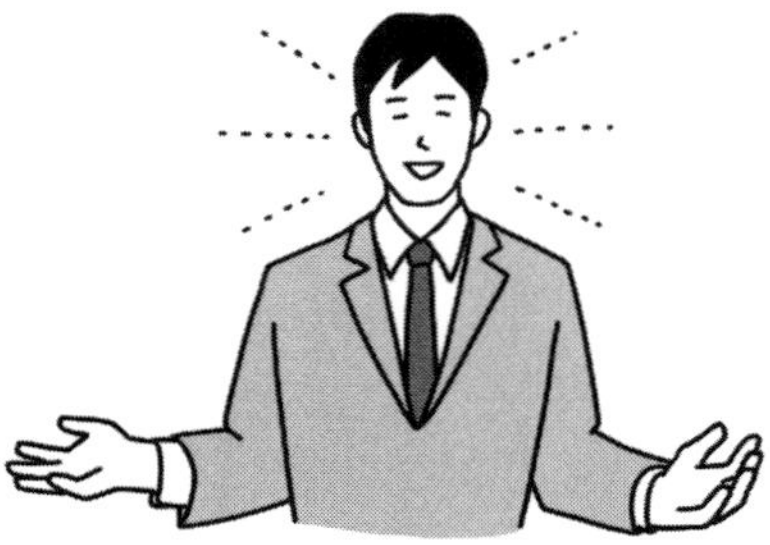

脳幹リセットでとり戻す5つの力

とり戻すのは笑顔だけではありません。

『出会い力』『共鳴力』『快不快力』『顔面力』『バランス力』といった「脳幹」をベースとする「人間関係の基礎力」をとり戻すことができます。

この5つの力をとり戻すことができれば、人間関係は楽になるのです。

赤ちゃんを例にとって、一つずつ順に見ていきましょう。

①出会い力

まず、1つめ。赤ちゃんは人にものすごく関心があります。

多くの科学実験で、赤ちゃんは新生児の段階から人が発する刺激を好むことが報告されています。

人の顔を見たい、人の声を聞きたい、人の動きを見たい。

それは、自分の身を守るための防衛的な関心の持ち方ではなく、純粋な好奇心、つながりたいという本能からくるものです。

これは、性格や心がけの問題ではなく、神経の反応です。

もう誰の顔も見たくないとおもっていても、神経の仕組みの根本には、「人と出会いたい」という本能があるのです。

本書ではこれを『出会い力』とよびます。

②共鳴力

2つめは、人の発する刺激に対して赤ちゃんがとてもよく反応することです。

「新生児模倣」という赤ちゃんに関する有名な研究があります。

新生児の目の前で大人が舌を出すと、赤ちゃんも舌出しをまねるのです。

また、人の声を聞くとそれに反応して自分も声を出したり、身体を動かしたりと、人の出す刺激に対して無意識に反応するのです。

本書ではこれを『共鳴力』とよびます。

一人の赤ちゃんが泣くと、周りにいる他の赤ちゃんまで泣き出す、お母さんの機嫌が悪いと、それを感じて赤ちゃんも泣き出す。

赤ちゃんの心拍が隣の部屋にいるお母さんの心拍に同期するという実験結果もあるほどで

す。

これらの現象は赤ちゃんの『共鳴力』によるものです。

赤ちゃんにはまだ感情に対する明確な意識はありません。

しかし、身体の感覚で他の人と響き合う『共鳴力』は、のちに人と気持ちを通じ合わせるための「共感力」のベースとなるのです。

③快不快力

そして、３つめ。赤ちゃんは、自分自身に対してとても敏感です。

感情がまだ明確に意識されていない新生児においても、自分が「快」か「不快」かについてはとてもはっきりしています。

お腹がすく、眠い、寒いと感じたら、すぐ泣きます。

上手にあやされて気持ちよかったら、すぐご機嫌になります。

すぐに反応するためには、自分の身体としっかりつながって、いま快適かどうかを常に見極めている必要があります。

本書ではこれを『快不快力』とよびます。

『快不快力』は、自分で自分をケアできない赤ちゃんにとっては、生きるためにとても大事です。

そして、それはわれわれ大人にとっても人と関わるうえで重要な能力となります。

なぜなら、自分がどうしたいかもわからない状態で、つまり自分を見失った状態で、人と快適に関わることは難しいからです。

④顔面力

4つめは、『顔面力』。具体的には、「顔を中心とした、表情や発声などの表現する力」と考えてください。

赤ちゃんの豊かでやわらかな表情は、いつまで見ていても飽きることがありません。

その甘えるようなやわらかい声におもわずキュンとしてしまいます。

胴体や手足にくらべると、顔に関しては新生児の段階で、ある程度自分で自由に動かすことができます。

おっぱいを吸ったり、目を動かしたりするのも、『顔面力』の一部といえます。

能面のような顔で満員電車に乗っているわれわれは『顔面力』を著しく失っているといえ

るかもしれません。

⑤バランス力

最後、5つめは、『バランス力』。これは、1つめの『出会い力』と関係しています。外の世界と出会いたい、好奇心を持って探検しようとする、この本能を実現するためには、自分で身体を支えて動く必要があります。

しかし、赤ちゃんは体幹や四肢の筋肉が十分には発達していません。弱い筋肉で身体を自由にするためには、最小限の力で最大の動きを引き出す『バランス力』が必要です。

自分を支えて動くには、余分な筋肉の緊張を抱えている余裕はないのです。

ボディワークでは、しなやかな動きを実現するために、寝返りやハイハイなどの動きを練習することがあります。

坐禅で、坐位の自然体のお手本が赤ちゃんのお座りになっていることもあります。

スポーツトレーニングで、赤ちゃんの呼吸法を練習することもあります。

ストレスで身を固めがちな現代人にとっては、赤ちゃんのしなやかで力みのない自然な動きは、まさにお手本になる部分があるのです。

それは、身体だけにとどまらず、自然な人間関係を築くためのベースにもなっています。

ガチガチに固まった身体で、自然なコミュニケーションをしようと努力しても、それはとても難しいのです。


人間関係の肝となる、５つの力、本書ではこれを「赤ちゃん力」とよびます。

大人であるわれわれがこれらをとり戻すにはどうすればいいのでしょうか？

実は、簡単なボディワークで赤ちゃん力をとり戻すヒントが得られます。

次章以降でその内容を詳しく見ていきます。


ストレスにより疲弊して機能不全になっている脳幹をリセットし、神経本来の仕組み「赤ちゃん力」をとり戻して人間関係が楽になるボディワークを、ぜひご体験ください。

第2章　達人に学ぶ脳幹リセットワーク　～お笑い芸人編

あなたの周りの人間関係の達人

前章では、スムーズな人間関係には、固まった脳幹をリセットして、「赤ちゃん力」（仕草や表情が自然体であること）をとり戻すことが重要であるということについて、神経の仕組みに基づいて解説しました。

では、どのようにしてわれわれは赤ちゃん力をとり戻すことができるのでしょうか？

まずは、われわれの周りで、豊かな人間関係を楽しんでいる人とは、どんな人かを考えてみましょう。

いつもニコニコしていてやさしい。
人の話をうんうんとよく聞いてくれる。
肩の力が抜けてリラックスしているので癒やされる。

など、様々な特徴が思い浮かびます。

すべて自分とは真逆なので、絶対無理と感じる方がいらっしゃるかもしれません。

でも、ご安心ください。

そんなパーフェクトな人間関係の達人になる必要はないのです。

人間は他者と関わることで、落ち着いて安心感が得られるという性質があります。

それは、人間性や性格とは関係なく、神経の仕組みとしてそのようにできているのです。


赤ちゃんやワンちゃんを抱っこしていると、あたたかくて、やわらかくてホッとした気持ちになります。

自分一人で本を読んだり、仕事をするのに、わざわざ混み混みのカフェにやってくるのは、誰でもいいので周りに人がいたほうが、家で一人モヤモヤしているよりは落ち着くからなのです。


人と関わることで安心感を得たり、与えたりするということに努力は必要ありません。

慢性的なストレスでカチコチになってしまった脳幹をリセットして、本来の神経の仕組みを働かせてあげればいいのです。

そのヒントは赤ちゃんにあります。

ちょっとした仕草や身体の使い方を工夫することで、人間関係はグッと楽になるのです。気配りの行き届いた素晴らしい人格者にならなくても、自分の中に本来ある「赤ちゃん力」の一部をうまく使えばそれでいいのです。


いじわるだけど、なんとなく憎めない。

仕事は適当だけど、顔を見ると怒る気がなくなる。

自分勝手だけど、なぜか飲み会にはよびたくなる。


人間関係をうまくやって楽しそうにしている人というのは、実はこんな感じの人ではないでしょうか？

私はこのような人たちの多くは、「赤ちゃん力」の達人である、と考えています。

そして、実はこのような「赤ちゃん力」の達人は、お笑い芸人さんの中にたくさんいます。

どんな場にもすぐ溶け込んで、みんなが居心地よくいられるように場をあたためる。下ネタや毒舌をはいても、なんとなく許されてしまう。

お笑い芸人さんのそんな能力は高く評価され、テレビ番組をはじめとして、お客さんを前にしたお笑い以外のイベントなど、活躍の場はますます増えているのです。

本章では、そんな中でも、私がとくに「赤ちゃん力の達人」と見ている３人のお笑い芸人さんをご紹介します。

◎矢作兼さん〜「甘噛み名人」

矢作さんは「赤ちゃん力」の鬼

お笑いコンビ「おぎやはぎ」の矢作兼《やはぎけん》さん。

数年前までは、バラエティ番組のひな壇などで時々見かける程度だったのが、気がついたらゴールデンのメイン司会者という躍進を遂げていた売れっ子のお笑い芸人さん。

その印象は、「ゆるい」「地味」「テンションが低い」。

前に出て目立とうとする芸人さんたちが多い中、マイペースでのんびりやっていて、決して頑張っているふうではないのに、それでいて、なぜかテレビで見ない日はない程の人気者に。

実は、矢作さんは、お笑いの先輩、後輩、同期、同じ会社、別の会社、すべての人から好かれていることで有名なのです。

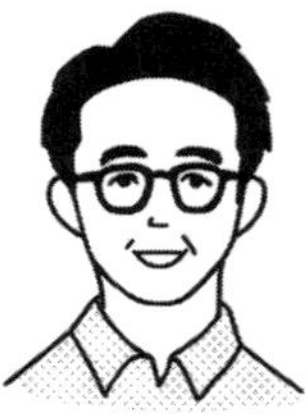

正確にいうと、好かれているというよりは、「絶対誰からも嫌われない」ということなのです。

タモリさん、笑福亭鶴瓶《しょうふくていつるべ》さん、石橋貴明《いしばしたかあき》さん（とんねるず）などお笑い界の大御所からかわいがられていて、加藤浩次《かとうこうじ》さん（極楽とんぼ）には、

「俺の持つ芸能界のすべての力を使ってでも矢作だけは守り抜きますからね」

といわしめるほどの寵愛を受けています。

上の人から好かれるタイプの人間はどの世界にもいますが、矢作さんの場合は、媚びを売ったり気に入られようと努力したりするのではなく、目上の人に対してもあくまで自然体。

そして、矢作さんがすごいのは先輩だけでなく、相方の小木博明《おぎひろあき》さんをはじめ同期や後輩、スタッフたちからも人望が厚く、好感を持たれていることです。

「とにかく、矢作さんがいるだけで場がなごむ」ということなのです。

また、お笑いを始める前に会社員をしていたときに、英語がまったくできないのに、

「僕から英語をとったら何ものこりません」

と大嘘をついて入社して、その後英語が話せないことがバレても、それを咎められるどころか、支店長クラスで海外駐在員に抜擢される、というエピソードがあるぐらいです。

必死に頑張っているわけでなく、マイペースで自然体なのになぜか出世してしまう。適当にやっていて失敗することがあっても、

「矢作さんだから仕方ない」

とみなにかばってもらえる。

きっと女性にはすごくモテるはずですが、反感をかうことがないのでトラブルには一切ならない。

まさに、いまどきの現代人にとっては理想といってよいほど、うらやましい生き方をしている人物といえるでしょう。

私自身のことで恐縮ですが、自分の仕事仲間や家族と険悪になりそうなときは、

「小木がやりたいとおもうことは、なんでもかなえてあげたいんだよね」

とやさしく語るときの矢作さんの表情を思い出すようにしています。

そうすると、肩の力がフッと抜けて、気持ちに少しゆとりができて、人とのトラブルをうまく回避することができるのです。

もういっそのこと、自分自身が矢作さんになれれば、どんなに楽なことかとおもうぐらいなのです。

しかし、矢作さんのまねをする必要はないのです。

矢作さんは「赤ちゃん力」の鬼です。

その表情、仕草、立ち居振る舞いのすべてが、赤ちゃん力の宝の山。ストレスで凍りついてしまった脳幹をリセットしてほぐしてあげるのに役に立つ身体の使い方のヒントが、そこにはたくさん埋まっています。

矢作さんは、

「ストレスを受けて疲れたときは、自分が卒業した小学校へ行き、校舎や校庭を見て童心に返る。１時間ぐらいいるだけで、心がキレイに洗われる」

とおっしゃっています。

つまり、無意識のうちに、脳幹をリセットしてご自身の赤ちゃん力をとり戻す方法をご存じということなのです。

では、早速矢作さんをモデルに赤ちゃん力をとり戻して、あなたの人間関係をフワッと楽にするためのワークをご紹介していきましょう。

「わりばし」であごをゆるめる

矢作さんの特徴は、やさしい笑顔とやわらかい声。

「本当に、小木はしょうがない奴だな～」

めちゃくちゃなボケを相方の矢作さんにやさしくたしなめられて、小木さんはデレデレ、ニコニコ、本当に幸せそうです。

若手芸人さんがやらかして、場の空気が凍りつきそうになっても、矢作さんが「おいおい～」と言葉を発するだけで、みな肩の力がフッと抜けて、ほっこりした空気になります。

矢作さんの表情や声のやわらかさの秘密は、身体の中の、ある筋肉にあります。

それは、現代人の多くがもっとも固めている筋肉なのです。

矢作さんのやさしい表情とやわらかい声の秘密は、あごの筋肉のやわらかさにあります。

あごの筋肉のやわらかさといわれてもピンとこないかもしれませんね。

ここで、「あごがゆるんでやわらかくなる」とはどんな感じかを実際に体験してみましょう。


左右の耳の穴のすぐ前に軽く指先をあてて、口を開けたり閉じたりを何度か繰り返してください。骨のでっぱりが動いているのが指先で感じられるでしょう。

この奥にあごの関節があります。

ストレスを受けるとわれわれは身構えます。

その身構えはあごの緊張となって現れます。

ほとんどの現代人が多かれ少なかれあごを緊張させたまま生活しています。

問題は、その緊張に気づいてないことです。

緊張に気づいてないからゆるめることもできないのです。

ここで、いい方法があります。ぜひ一緒にやってみましょう。

わりばしワーク

①割っていないわりばしを1膳ご用意ください。

②わりばしの太い側を縦方向に右の奥歯に挟むようにして、くわえてみましょう。

そうすると左にくらべて右の奥歯の奥がわりばしのスペース分だけ広がっているのが感じられます。

③広がったスペースに息が通るようなイメージを持って、そのままリラックスして自然な呼吸を続けます。

④3分ほどたったら、口からわりばしを抜きます。

右あごと左あごの違いを感じてみましょう。

右あごがフワッとゆるんで、左側にくらべると口の中の右側が広くなったと感じるでしょう。

肩や首も右側だけ軽くなったと感じるかもしれません。

わりばしをくわえる前よりは、気分もフワッとリラックスしているはずです。

これがあごの筋肉がゆるんでやわらかくなった状態です。

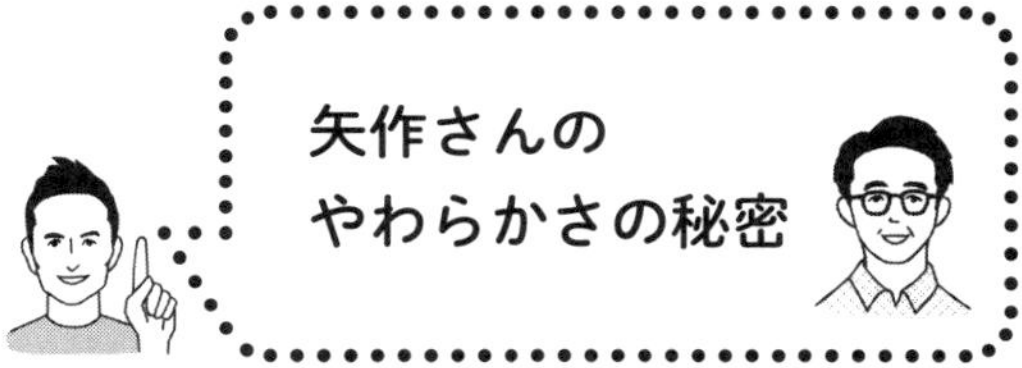

わりばしワーク

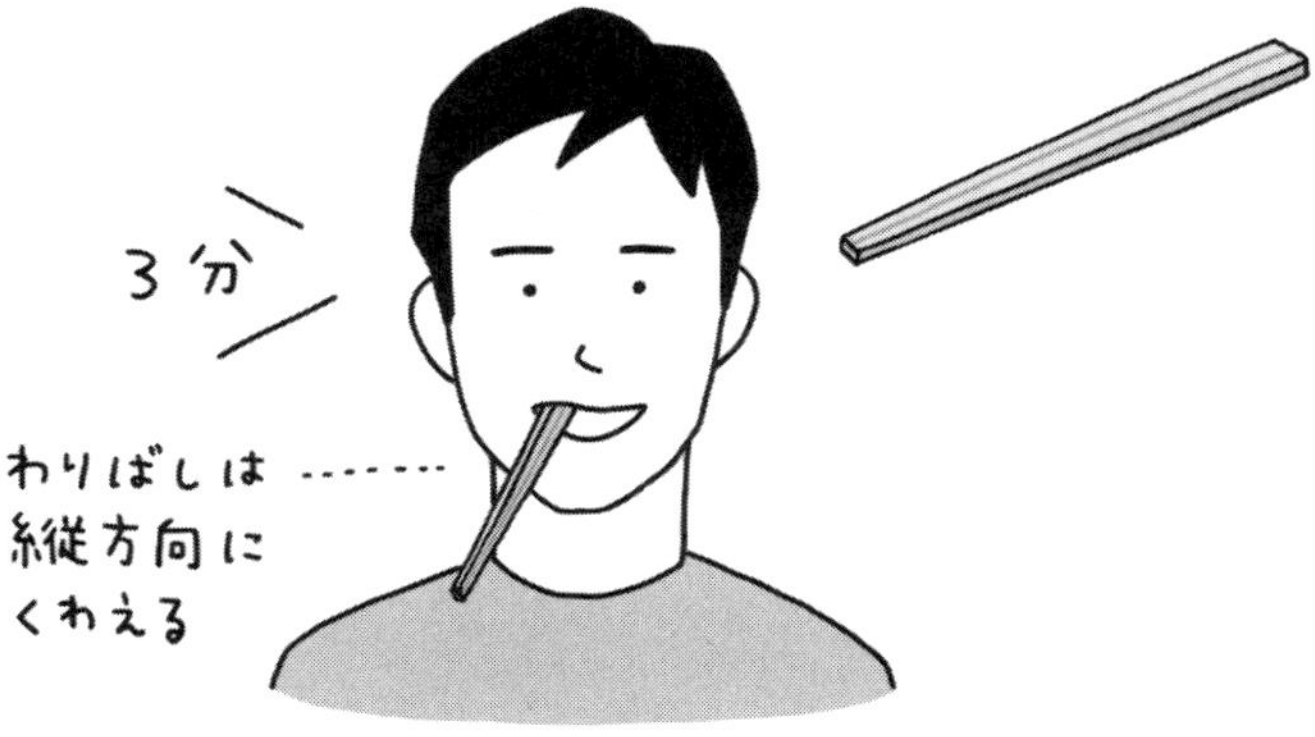

わりばしの太い側を縦方向に右の奥歯に挟み、くわえて３分。あごの筋肉がフワッとゆるむ

右と左のあごをくらべてみると違いがわかります。

⑤右側が終わったら、左の奥歯でも同様に行います。

では、なぜわりばしをくわえるだけで、固まっていたあごの筋肉がゆるむのでしょうか？

「筋肉は緊張しすぎると自然にゆるむ」

という神経の仕組みがあります。

その仕組みを働かせるには、まずは筋肉が緊張しているという情報を脳に送る、つまり緊張に気づくことが大事になります。

わりばしは、あごの奥で固まってその存在すら忘れられているあごの筋肉の緊張に気づくためのきっかけとなるのです。

「わりばしワーク」と覚えておいてください。

あごの筋肉は、脳神経の一つである「三叉《さんさ》神経」に支配されているので、そのバランスがとれると脳幹の緊張「身構えの防衛反応」がゆるむことになります。

つまり、わりばしをくわえるだけで脳幹をリセットすることができるのです。

また、自律神経系のリラックスの経路である「迷走神経」の通り道があごの深層の筋肉のすぐ奥にあるので、あごがゆるむと迷走神経が活性化して身体全体がリラックスするという効果もあります。

アタリがやわらかい印象の人は、みんなあごがゆるんでいます。

ゆったりリラックスしているので、コミュニケーションで波風が立つことがありません。

もちろん、赤ちゃんはあごがユルユルです。

あごがゆるんでいることは、赤ちゃん力の中でもとくに『出会い力』『顔面力』にとって重要です。

一方、あごがガチガチだとどうでしょうか？

試しに、奥歯をグッと噛みしめて、誰かに話しかけることをイメージしてください。

おもわずケンカ腰になってしまうのではないでしょうか？

その状態でやさしく話しかけるのは無理です。

もちろん、笑顔になれるはずもありません。

あごが緊張すると、人間関係はピリピリ、ギスギスします。

これは性格や人間性の問題ではなく、身体のあり方の問題なのです。

矢作さんのあごのやわらかさは、あのやわらかそうなほっぺたと、やさしい声と笑顔が物語っています。

わりばしワークを行えば、あなたも矢作さんのやわらかさに一歩近づくことができます。

このワークは、仰向けに寝転がった状態で行うのがベストですが、座ったままでも行えます。その場合は、イラストにあるように首を少し動かしてみるとより効果的です。

わりばしワークの効果は、プロスポーツ選手のトレーニング現場での生理データ（脳波、心拍変動など）の測定で確認されています。

また、手軽で効果的な方法がビジネスの世界でも注目され、Googleの米国本社をはじめとする多くの企業の研修で紹介され、コミュニケーションをスムーズにするために会議の前には必ず全員で、わりばしワークを行うという企業まであります。

わりばしワークは
首を少し動かしてみると効果的

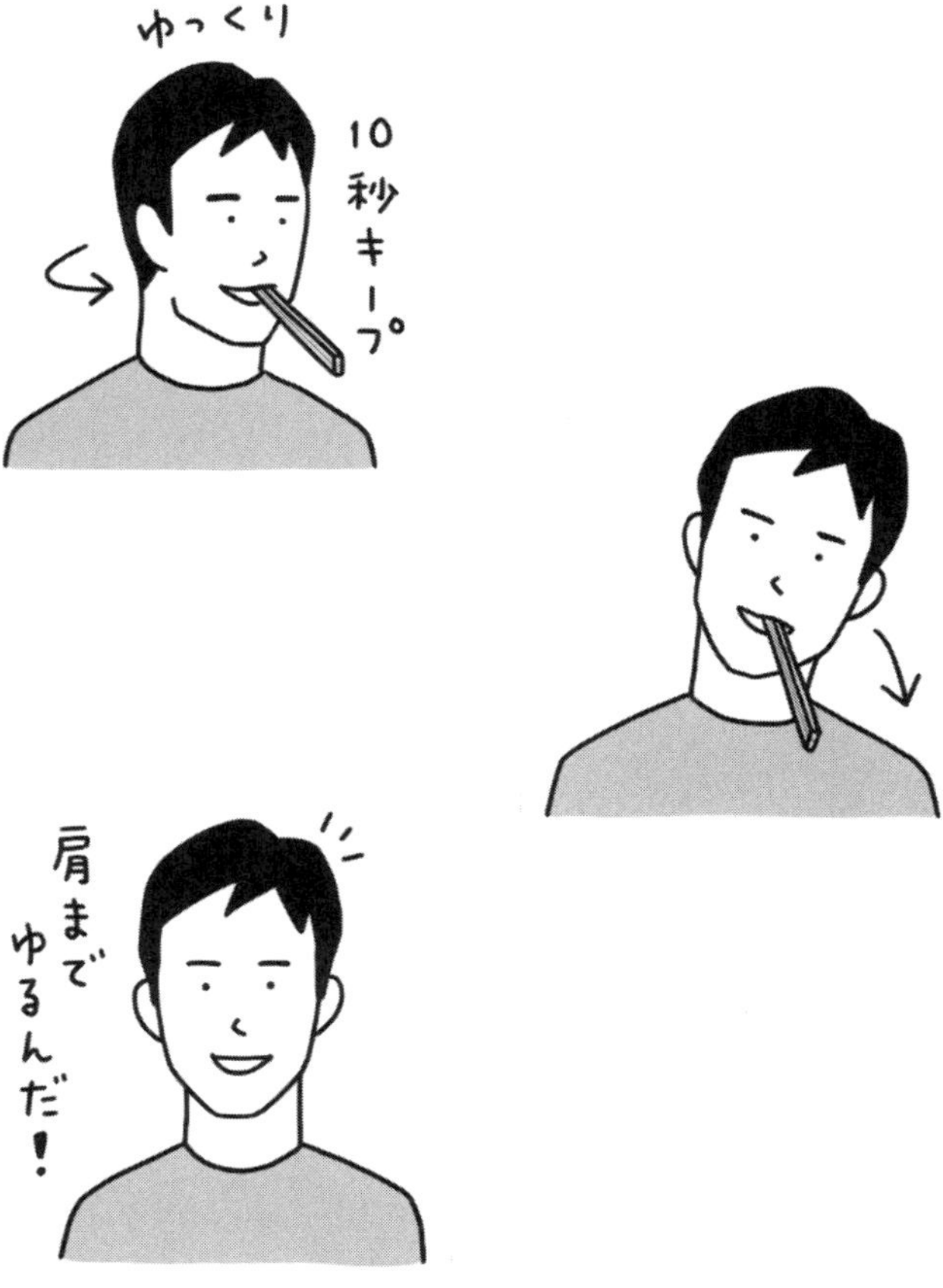

今すぐお試しいただいて、日常生活の中で手軽に行える「心身のリセット法」としてご活用ください。

あごをゆっくり開閉してゆるめる

さて、わりばしワークであごがゆるんで矢作さんに一歩近づきました。

表情も声も以前よりはやわらかくなっているはずです。

しかし、日常に戻ってしばらく過ごしていると、また元のガチガチあごになって、気がついたらトゲトゲした話し方に戻っていた、ということがあるかもしれません。

ストレスへの身構えによる緊張がそのおもな原因ですが、実はあごの使い方自体にも問題があります。

「食べ物を嚙む」「歯を食いしばって我慢する」など、あごを意識的に閉じることはあっても、意識的に開けることはあまりありません。

そのため閉じる筋肉が過剰に緊張し、開ける筋肉の働きが弱くなります。

顎《がく》関節症などであごが開けられなくなることはあっても、閉じられなくなることはありません。

あごを開ける筋肉と閉じる筋肉は、あごの関節に対して逆の働きかけをしながらバランスをとり合う「拮抗筋《きっこうきん》」の関係にあります。

身体の中にある拮抗筋には多くの場合、アンバランスがあります。

例えば、肘を屈伸させる二の腕の筋肉には力こぶの上腕二頭筋と、その裏にある上腕三頭筋があり、それらは拮抗関係にあります。

日常動作の中で肘を曲げる動きは伸ばす動きより意識されやすいため、上腕二頭筋は縮んで固くなり、上腕三頭筋はゆるんでたるみがちです。

力こぶ側の上腕二頭筋がたるむということはありません。

あごを閉じる筋肉には「側頭筋《そくとうきん》、咬筋《こうきん》、内側翼突筋《ないそくよくとつきん》、外側翼突筋《がいそくよくとつきん》の上部線維」があり、開ける筋肉には「外側翼突筋の下部線維、舌骨《ぜっこつ》上筋群の一部」があります（69ページ参照）。

「閉じる」と「開ける」で筋肉の量に大きな差があるため、拮抗関係にアンバランスが生じて、あごの関節の動きがぎくしゃくして固まりやすいのです。

ここで必要になるのは、ゆっくり丁寧にあごを「開く」意識を持つこと。

実は、それはいわゆる「甘嚙み」の感覚なのです。

嚙むというのはあごを閉じる動きですが、やわらかく、やさしくあごを閉じるには、その拮抗筋である、あごを開ける筋肉が意識されて、両者のバランスがとれている必要があるのです。

矢作さんの、嚙んで含めるようなやさしい語りかけは、まさしく「甘嚙み」なのです。

つまり、甘嚙みするように話せば自然に矢作ボイスになるはずなのですが、その感覚をつかむため「甘嚙みワーク」で準備しておきましょう。

あごを開け閉めする筋肉

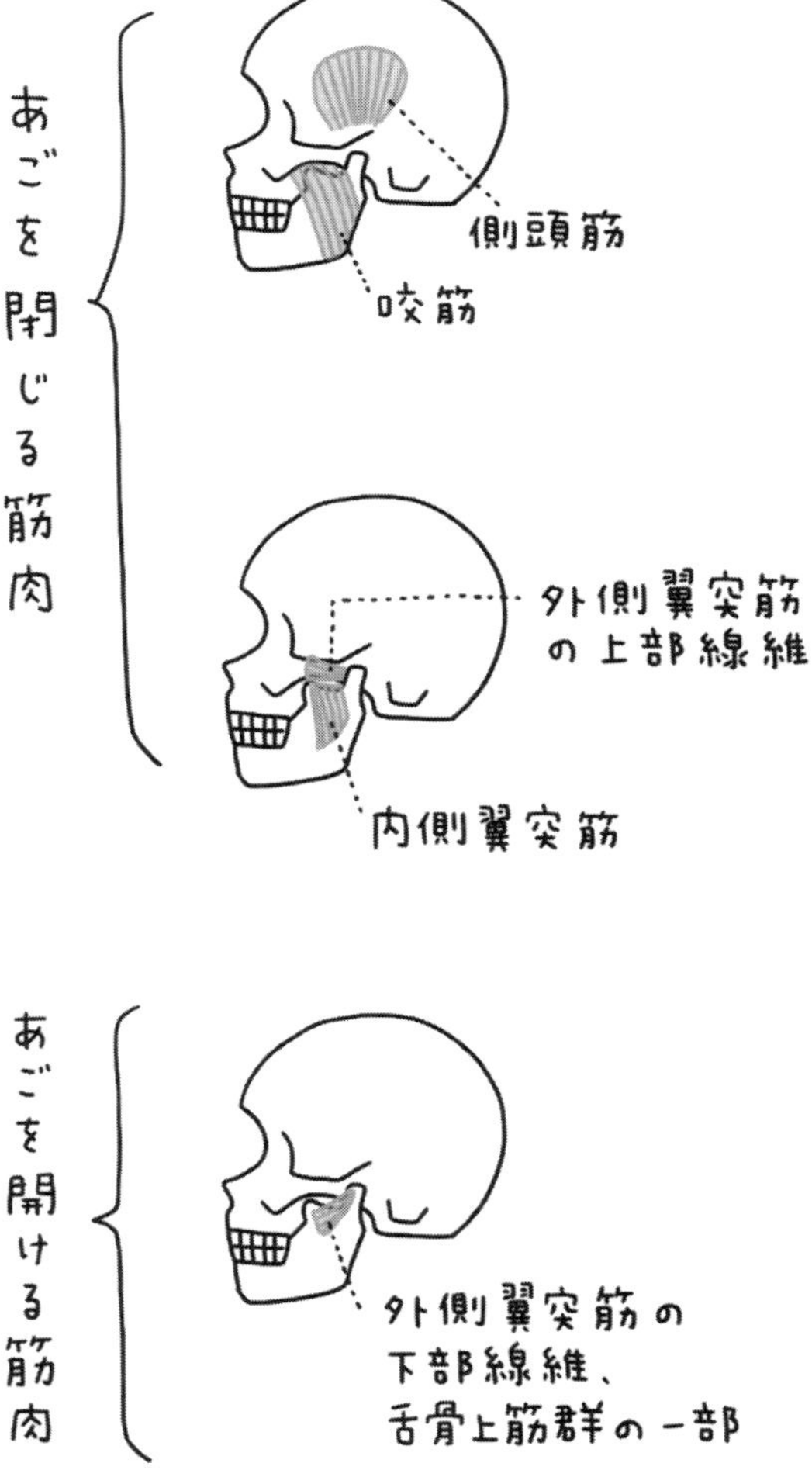

甘噛みワーク

①まず、ティッシュを小さく折りたたんで口の中に入るぐらいの大きさにします。

②そのティッシュを左右どちらか片側の奥歯でくわえてください。

ティッシュを噛みしめる必要はなく、奥歯上下の間に挟むようにします。その状態で甘噛みをします。赤ちゃんのやわらかい手をフニャーとやさしく噛むような感じです。

③5秒かけてゆっくりティッシュを噛んでいき、次にティッシュの圧力に押し戻されるようにして、10秒かけてティッシュを落とさない範囲でゆっくりあごを開いていきます。

とくに開ける動きをゆっくり丁寧に行います。

普段感じたことがないようなあごの奥にある筋肉が動いていることに気づきます。

④あごの開閉の動きを4～5回行ってください。

ワークを行った側と行ってない側のあごを比較してみましょう。

これまで働いていなかったあごを開ける筋肉が動き出したことで、拮抗筋のバランスがとれてあごがスッキリ動きやすくなっています。

左右の違いを確認したら逆側のあごも同様に行いましょう。

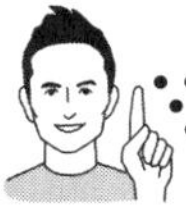

矢作さんの
やさしい声

甘噛みワーク

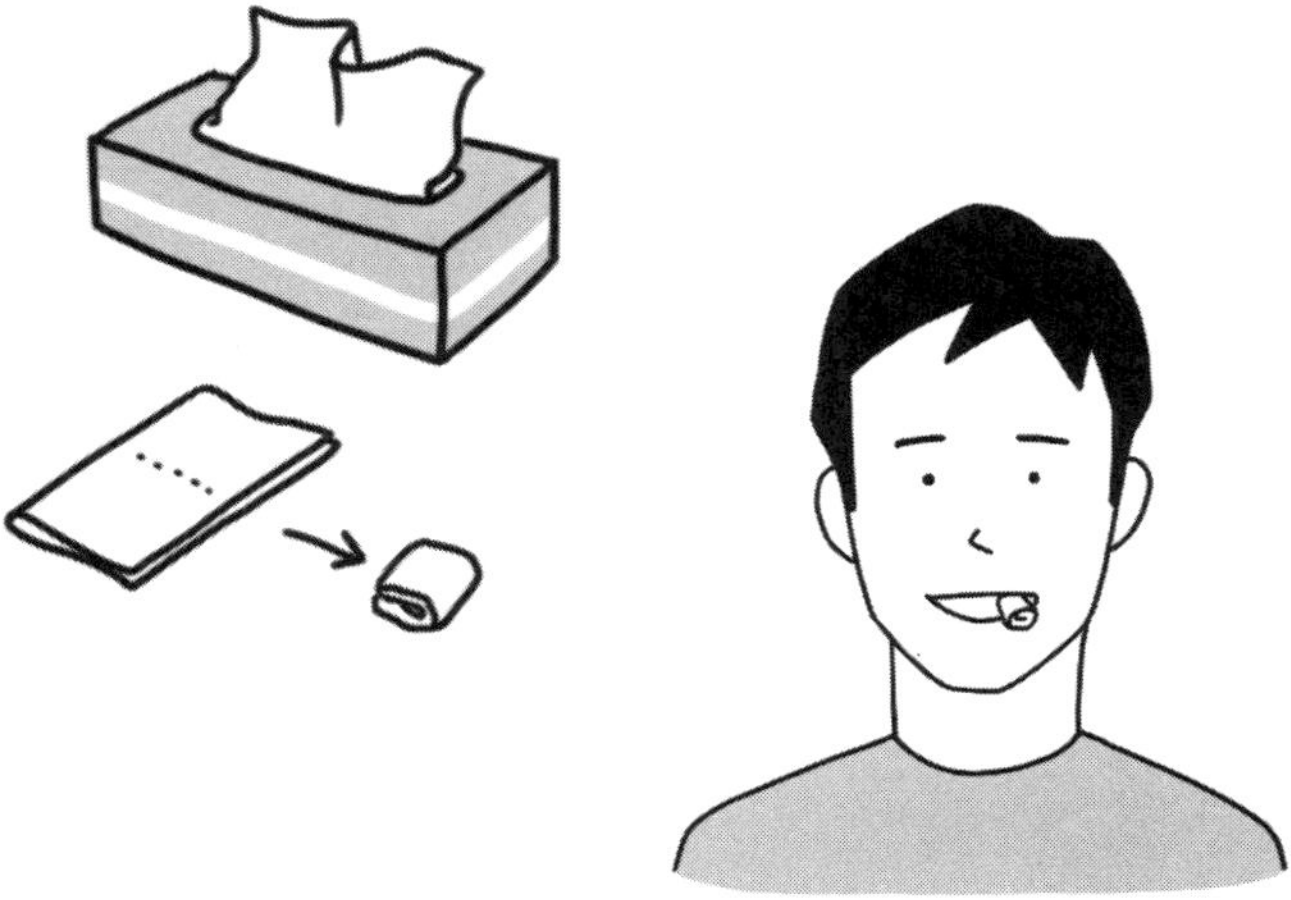

ティッシュを図のように折りたたみ、奥歯でくわえる。５秒かけてゆっくり噛み、圧力に押し戻されるように10秒かけてゆっくり開くとあごがスッキリする。４～５回行う

「甘噛み」の練習をしたら今度は「甘噛みボイスのワーク」です。

甘噛みボイスのワーク

①甘噛みするような意識で、声を出してみましょう。

「こんにちは」でも、「何してるの」でも、「本当に、小木はしょうがない奴だなあ」でも構いません。あごを開ける動きをゆっくり丁寧に行うのがポイントです。

普段とはまったく違う話し方になっているはずです。

ゆっくり、やわらかく、やさしい感じ。

威圧的な大人の言葉ではなく、かわいい子どものおしゃべりに近いかもしれません。

「甘噛み」で話そうとすると、お腹の奥にある筋肉を自然と使うことになるので、ソフトだけど腹から出ている気持ちのこもった声になります。

「本当に、小木はかわいい奴だなあ」という口先だけになりがちなフレーズが、本気に感じることができるのもそのためです。

赤ちゃんと話していると、自然とこちらが赤ちゃん言葉になることがありますよね？

そのときはおのずと「甘噛みモード」になっているのです。

甘噛みは、赤ちゃん力の中でも、とくに『出会い力』『共鳴力』『顔面力』『バランス力』と関わりがあります。

ここで、マスターした「甘噛みボイス」を日常の会話で使ってみましょう。

利害関係が渦巻くビジネスのやり取り、もつれた男女関係の言い争いなど、シビアでギスギスしがちなコミュニケーションの場において、「甘噛みボイス」はとくに効果を発揮します。

最初はピリピリしていた相手もいつのまにか、甘噛みモードに巻き込まれて、トゲがポロリと落ちて、フワッとした空気に包まれていくのを感じるでしょう。

簡単にできるのに効果抜群の「甘噛みボイス」、コミュニケーションがトゲトゲしがちな方（私自身もかつてはそうでした）に、とくにお勧めなので、ぜひお試しください。

目をゆっくり開閉してゆるめる

矢作さんには、何があっても見守ってくれるような安心感があります。

その安心感を象徴するのが、メガネの奥でやさしく微笑む「目」。

街を行き交う人々の目は、何かに不安を感じておどおどしていたり、ジロリとにらみつけるように攻撃的だったり、まったく表情のない、いわゆる死んだような目だったりします。

矢作さんは、言葉では結構きつい内容のツッコミをいれることがあります。

しかし、目がとても穏やかでやさしいので、それがまったく意地悪ではなく、愛情を感じさせてしまうのです。

あんな平和な目をしているのは、いい感じに枯れたお年寄りか赤ちゃんしかいません。

もう本当に矢作さんはすごいとしかいいようがないのですが、自分もその域に一歩でも近づきたい、そんな希望に応えるため、ここで次のワークをご紹介します。

その内容は、さきほどの「甘嚙みワーク」の応用編、「目の甘嚙みワーク」です。

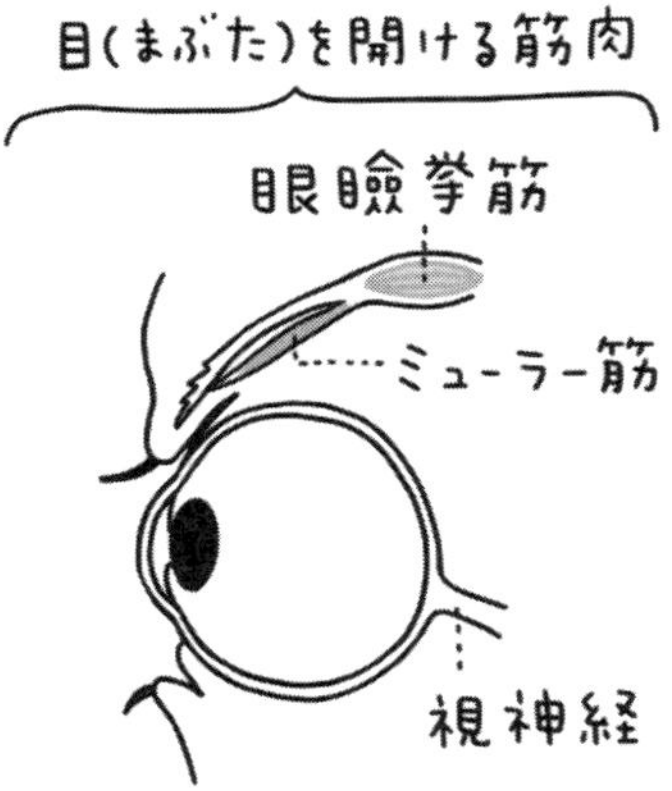

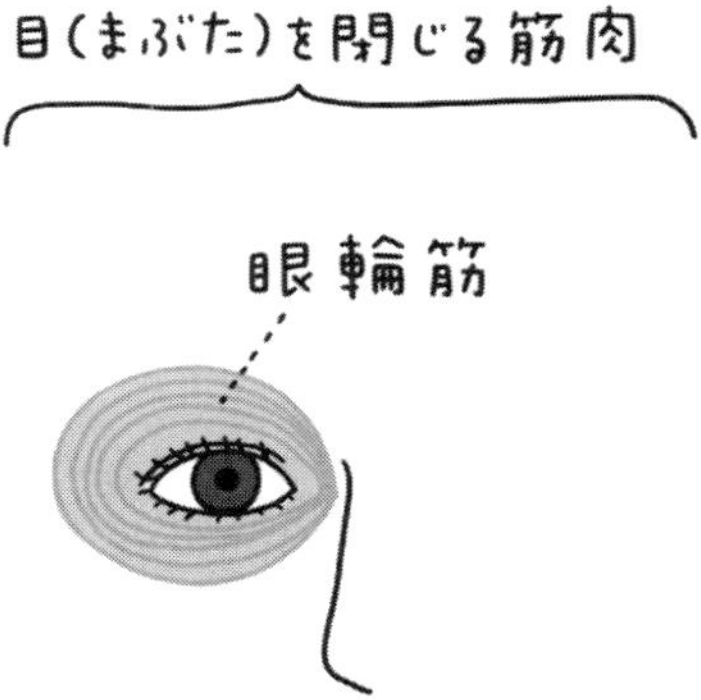

えっ、目の甘噛み？　と不思議におもわれるかもしれません。

実は、目（まぶた）の開閉にも筋肉の拮抗関係があります。

目を閉じるときに働く「眼輪筋《がんりんきん》」と、開けるときに働く「まぶたの筋肉（眼瞼挙筋《がんけんきょきん》、ミューラー筋）」には筋肉量に大きな差があります。

目をギュッと閉じる感覚はあっても、目を開ける筋肉の感覚はあまりないのです。

ここで必要なのは目を開ける筋肉を目覚めさせることです。

目の甘噛みワーク

①あごの甘噛みワークと同様に、５秒かけて目を閉じます。
②10秒かけて目を開けます。

とくに、目を開ける動きをゆっくり、丁寧に行います。目を見開くほど大きく開ける必要はなく、ごく自然に目が開くところまでで大丈夫です。

お姫様が長い眠りから覚めて目を開けるようなイメージでゆっくり優雅に行います。

集中しすぎて呼吸を止めてしまわないように注意してください。

③目の開閉の動きを４～５回行ったら、動きをやめてリラックスします。

左右の目の感覚、身体全体の感覚、そしていま自分がどんな気分かにも注意を向けてみましょう。

さきほどまで、ピリピリ、オドオドしていた目が、驚くほどにゆったり、落ち着いているのではないでしょうか？

せっかくなのですぐにスマホなどを見ないで、しばらく新しい目の感覚を味わってください。

目の甘噛みワーク

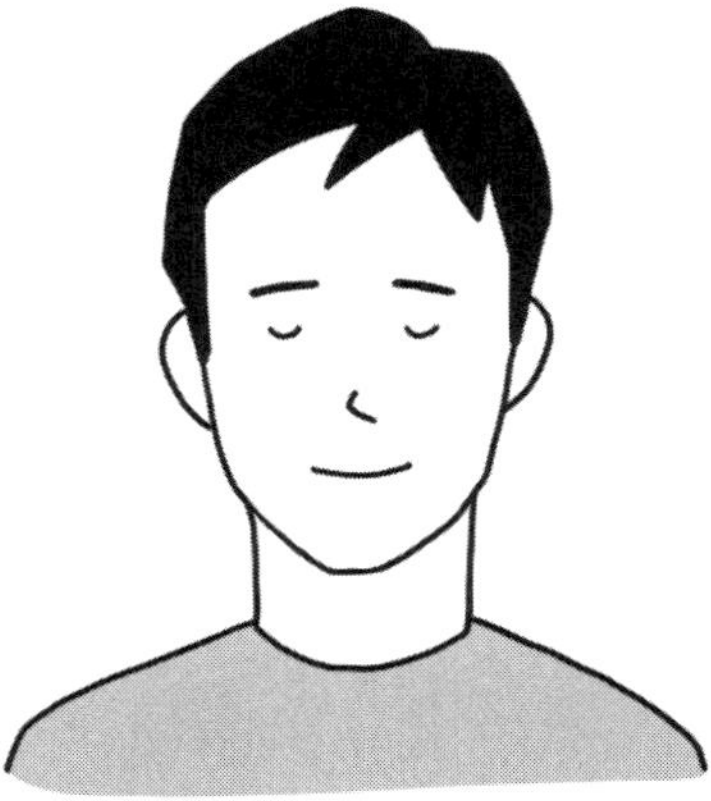

あごの甘噛みワークと同様に、５秒かけてゆっくり目を閉じ、10秒かけてゆっくり開く。４～５回行う

目を開ける動作は脳の覚醒も促す

目の開閉の動きを意識することは神経系の観点からも重要です。

われわれが通常意識している目（まぶた）を閉じる動きは「顔面神経」、目を開ける動きは「動眼神経」に制御されています。

顔面神経、動眼神経ともに、リラックスをもたらす副交感神経系の働きを持つので、目をゆっくり開閉させることで、カチカチに緊張した脳幹をリセットしてほぐす効果があります。

さらに、動眼神経は、まぶたを開ける筋肉を支配しているだけではなく、瞳孔の調節にも関わるため、脳の覚醒と関係があります。

つまり、目を開ける動作を意識的に行うことは、リラックスだけでなく、脳の覚醒を促す効果もあるのです。

実は、円滑な人間関係のためには、ただ、リラックスしているだけではなく、頭がきちんと働いて、外の世界がクリアに見えている必要があります。

リラックスして、ボーッと一人の世界に閉じこもっていても、周りに安心感をもたらすことはできません。

話をしている相手が、聞いているんだか聞いていないんだかよくわからない様子だと不安に感じてしまいます。

目覚めた頭でしっかり外の世界を見ている、相手のことを見守ることで、初めて安心感を与えることができるのです。

「目の甘噛みワーク」により、脳幹をリセットして、リラックスだけでなく、脳の覚醒状態を保つという効果がもたらされます。

身体はゆったりくつろいでいるけど、頭はシュッと冴えている、スポーツの世界でいうところの〝ゾーン〟の状態に入っています。

目をゆっくり開閉することで、自然と目の開閉の中間点、坐禅でいう「半眼」の状態に導かれて、脳が覚醒した状態になっています。

坐禅の半眼は「目を半分閉じている」のではなく、「目を半分開けている」、つまり目覚めるプロセスなのです。

目を半分閉じるように半眼の状態にするとボーッとしてすぐ眠くなりますが、目を閉じた状態からゆっくり開けていくプロセスとしての半眼は、意識が途切れることがありません。

「矢作アイ」(目の甘噛みをした状態)は、ただゆるんでいるだけではなく、周りで起こっていることを丁寧に見ています。

だからこそ、矢作さんはどんな状況でも適切な場回しができるのです。

それこそ、相方の小木さんのことは一挙一動見落とすことなく丁寧に見守り続けて、どんな小さな振りにも即座に反応してやさしいツッコミをいれます。

小木さんは、大きなお母さん犬に見守られた子犬のような安心感に常に包まれているわけです。

本当にうらやましいとしかいいようがありません。

「目の甘噛みワーク」は、赤ちゃん力のとくに『出会い力』と『顔面力』に大きな関わりがあります。

人間の赤ちゃんは、生まれてから6ヵ月以上仰向けに寝たままで過ごします。

その間何をしているかというと、ものすごい好奇心と繊細さをもって外の世界、とくに人を観察しているのです。

「矢作アイ」は、この時期にその土台が形成されているともいえます。

赤ちゃんに見つめられると、なんともいえないホッコリした安心感と、出会えた喜びでキュンとした気分になりますよね。

「矢作アイ」は、とくに対面で人の話を聞いているときに効果を発揮します。

職場、ご家庭などでぜひお試しください。

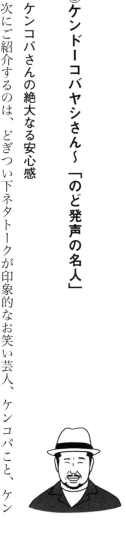

◎ケンドーコバヤシさん～「のど発声の名人」

ケンコバさんの絶大なる安心感

次にご紹介するのは、どぎつい下ネタトークが印象的なお笑い芸人、ケンコバこと、ケンドーコバヤシさん。

ケンコバさんを初めて深夜番組で見たとき、そのマニアックで下ネタ全開の芸風は、ごく一部の男性にのみ受け入れられるもので、広く一般受けすることはないだろうと感じました。

それが、いまやバラエティをはじめ、あらゆるメディアで大活躍、下ネタで嫌われるどころか、「隠れモテ芸人」として女性にも大人気という状況になっています。

どんなどぎつい下ネタ（SMネタが多い）を繰り出しても、ケンコバさんがいうと、なぜか不快ではなく面白い。若手芸人さんが暴走して場の空気が凍りつきそうになっても、ケンコバさんがいれば大丈夫、なんとかうまく笑いに収めてくれるはず。もう、ケンコバさんが何か言葉を発しようとするだけで、安心して笑う準備ができるという雰囲気になっているのです。

ケンコバさんの特徴は他の人には出せない絶対的な「安心感」、この安心感がどこからくるかというと、どっしりと落ち着いた立ち居振る舞いと、それを象徴するよく響く低音の魅力的な声にあります。

一度聞いたら忘れられない、いつまでも聞いていたくなるような「ケンコバボイス」は、ケンコバさんが醸し出す安心感のベースとなっています。

ケンコバボイスの秘密は、気持ちよく通る「のど」にあります。

現代人の多くはストレスにより、のどを詰まらせて生きています。

詰まったのどから絞り出された声は、聞かされるほうはもちろん、話している本人も快適ではありません。

ここでは、のどを通して快適な声を出すためのワークをご紹介します。

まずはのどを息が通る感覚をもつ

発声の原点は息を吐くこと。つまり、快適な呼吸ができていることが、快適な発声の基本となります。

ここで、あなた自身の呼吸を意識してみてください。
呼吸法をご存じの方はそれを行ってみても構いません。
呼吸をするときに身体のどの部分を意識しましたか？
息が、鼻や口を出入りするのを意識したかもしれません。
胸を膨らませてたくさん息を吸い込んだかもしれません。
下腹を意識して腹式呼吸を行ってみたという方がいるかもしれないですね。
しかし、多くの人があまり意識を向けていない部位があります。
それは「のど」です。

外の空気が、鼻と口から入って、のどの気管を通り、左右の肺を循環して、また、のどを

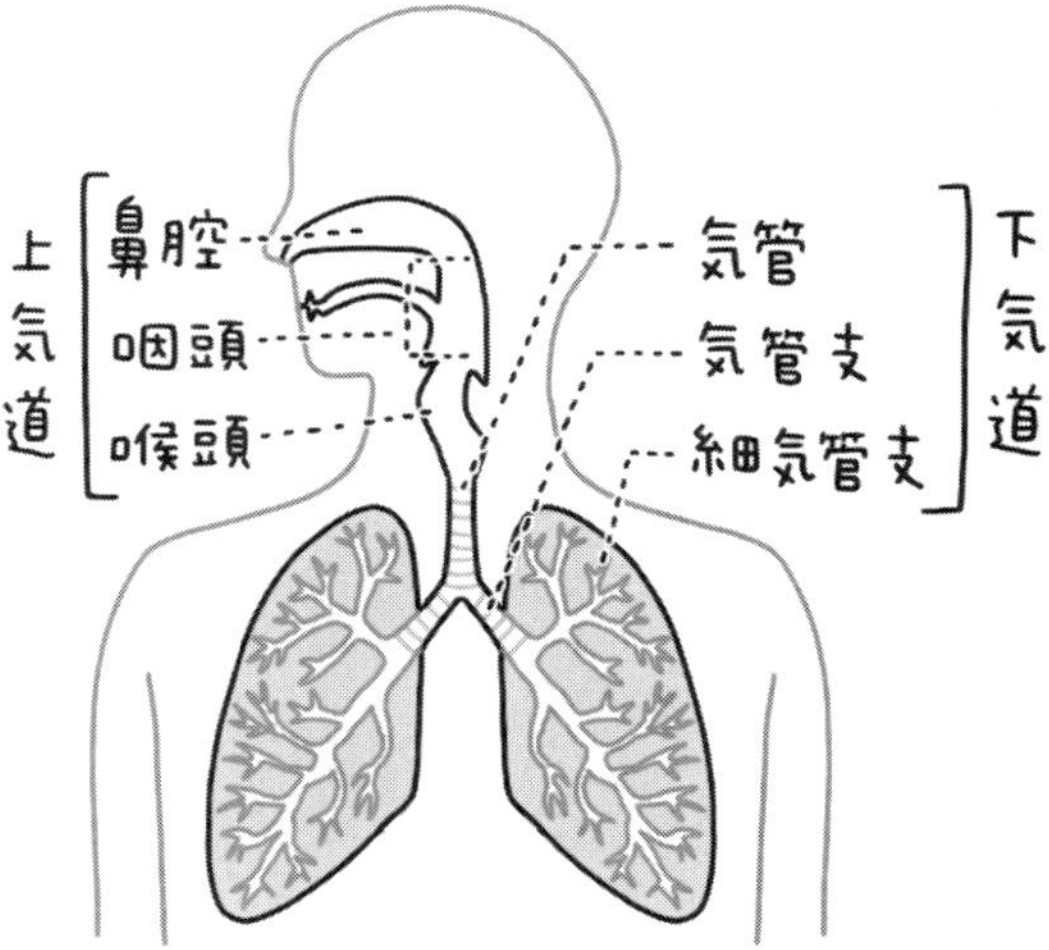

通って鼻と口から外に出ていくのが呼吸の仕組みです。

外の空気の出入り口である鼻と口、そして空気を体内に取り込み循環させる肺のつなぎ目である気管があってはじめて呼吸は成立します。

にもかかわらず、呼吸を意識するときに、気管のあるのどが無視されていることが多いのです。

呼吸を意識したり、呼吸法を行ったときに、「息苦しい」と感じた場合、気管を息が通る感覚が無視されてのどが詰まっている可能性があります。

これは、自分で自分の首を締めているような状態ともいえます。

腹式呼吸とか胸式呼吸とか、さまざまな呼吸法がありますが、とにかくまず大事なのは「のど」を息が通る感覚を持つことなのです。

ここで「のど呼吸」と「のど発声」のワークをご紹介します。

のど呼吸のワーク

①まず、右手の親指と中指で喉仏（甲状軟骨）を軽く挟むように持ちます。

喉仏は気管に張りつくようについているので、喉仏を通して気管を捉えることになります。

②左手は、喉仏の真裏の首のあたりに軽く添えるように置きます。右手と左手で首を前後から挟むような形になります。

③そのまま、前後に置いた手の間を縦方向に空気が通っていることをイメージして、呼吸をしてみましょう。

普段はのどというと喉仏の表面あたりを感じることが多いので、ずいぶんと後ろ側を息が通ると感じるかもしれません。

気管を自由にするためには、気管の後ろ側（首の骨の前側）の筋肉を活性化させる必要が

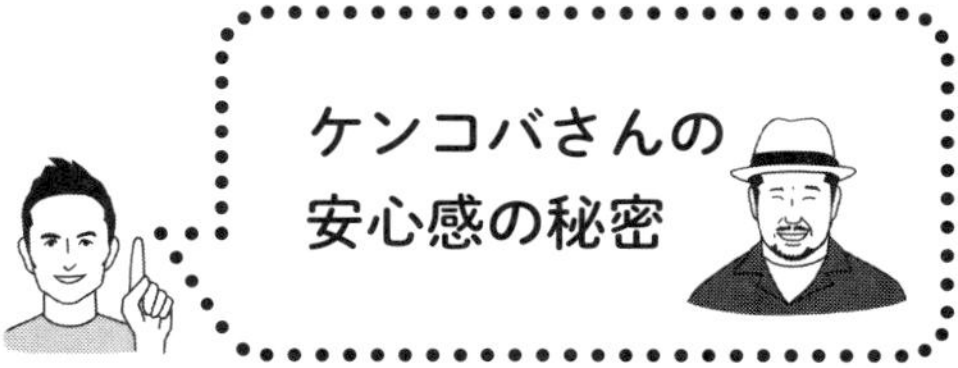

のど呼吸のワーク

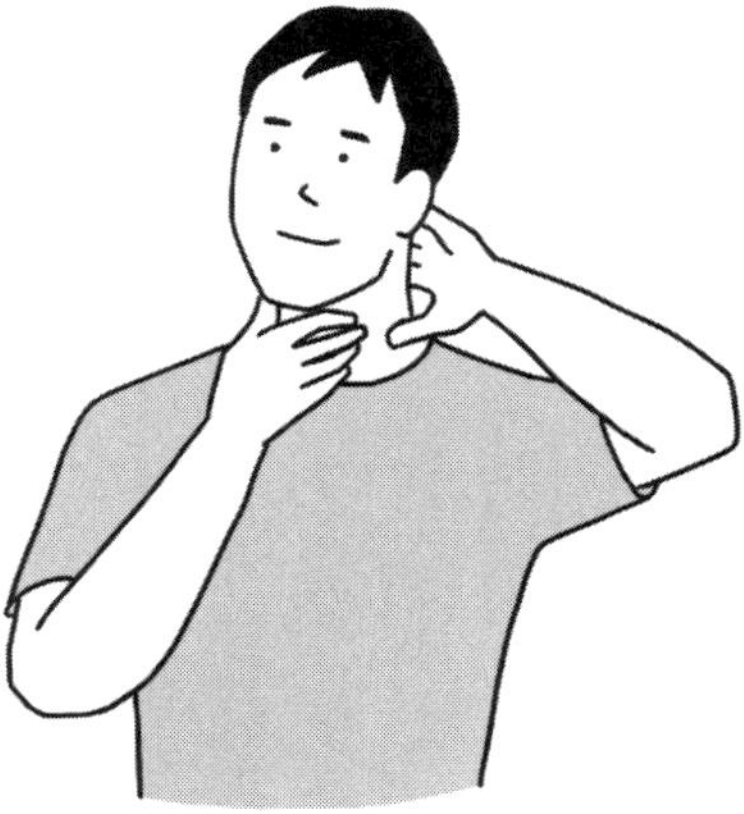

右手の親指と中指で喉仏を、左手は喉仏の真裏の首のあたりに軽く添える。前後に置いた手の間を縦方向に空気が通っていることをイメージして呼吸してみる

あるので、やや後ろに感覚を持っているぐらいでちょうどよいのです。

④前後の手の間を縦に流れる空気を感じたら、今度はその空気に声を乗せるようにして「アー」と発声してみましょう。

普段の発声とくらべてみると、のどのとくに表面に緊張が少ないことに気づきます。いつもは、のどを締めるようにして声を出しているのです。

のど発声のワーク

①のどの奥を声が通る感覚をつかんだら、今度は左手の親指と中指で喉仏を軽く挟むように持ちます。

②右手を胸の骨の真ん中あたりに軽く置きます。

右手の奥に気管の左右の肺への分かれ道である「気管支」があります。先ほどのワークが気管の奥行きを感じるものであったら、今度は気管の縦のつながりを感じるワークになります。

③左手と右手の間に気管があるのを感じながら、息がその中を縦方向に流れるのをイメージします。

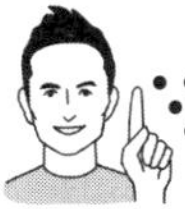

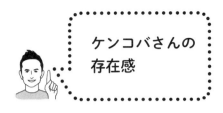

ケンコバさんの存在感

のど発声のワーク

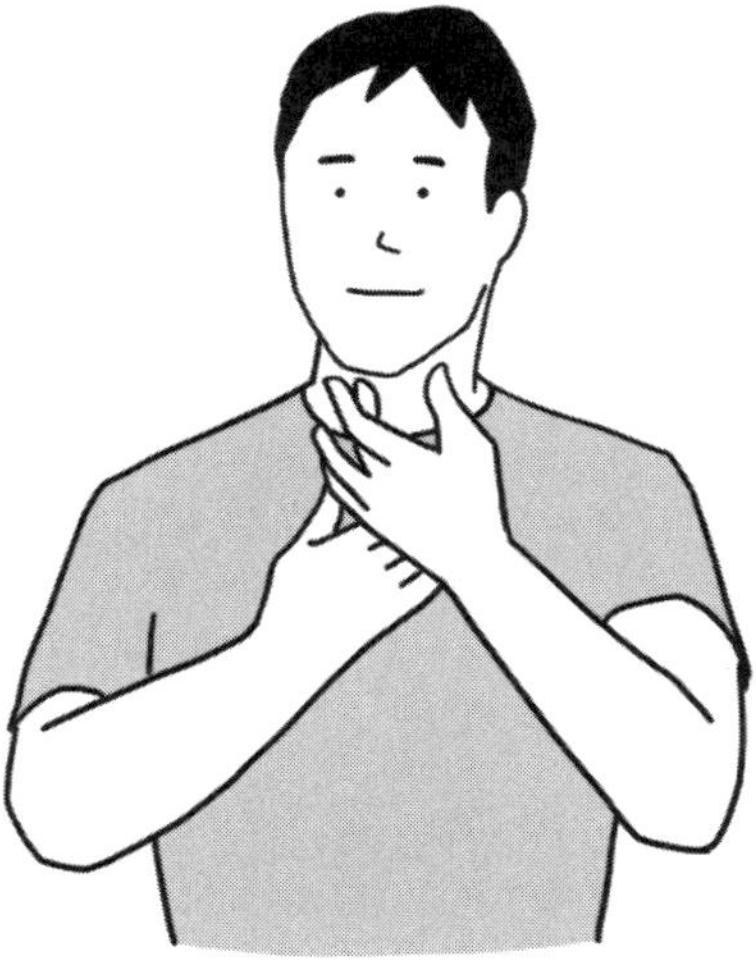

左手の親指と中指で喉仏を軽く挟むように持ち、右手を胸の骨の真ん中あたりに軽く置く。左手と右手の間に気管があるのを感じながら、息がその中を縦方向に流れるのをイメージして「アー」と発声

④さらに、その息の流れに「アー」と声を乗せてみましょう。胸から響く、奥行きのある声が出ます。

これで「ケンコバボイス」の完成です。

最初は、手を置いて意識しやすい状態で、次の段階では、手で触れずに、のどの奥行きや縦のつながりを意識しながら発声します。

「こんなことといったら、周りに引かれるかな……」と不安に感じるような状況で、ぜひ使ってみてください。

冷静に考えるとあまり笑えないような内容であっても、なんとなくみなに笑ってもらえる可能性が高まります。

例えば、次の台詞（ケンコバさんがよく使う台詞）を普段通りにいってみてください。

「昨日、五反田《ごたんだ》のＳＭクラブに行ってきたんですけど」

これをいきなり他人にいったらただ引かれるだけですよね。

今度はケンコバボイスでいってみてください。

まったく同じ台詞でも、ケンコバボイスでいわれると、なぜか妙な説得力があり、安心して笑ってしまう感じになるのです。

「のど」の安心感が笑いを生む

では、なぜ「のど」が意識されて解放されると、安心感が伝わるのでしょうか？

実はこれには神経の仕組みが大いに関係しています。

咽頭《いんとう》、喉頭《こうとう》、気管は脳神経の一つである迷走神経の支配を受けています。

迷走神経は、心臓や肺も支配しており、自律神経系のリラックスをもたらす最も重要な経路です。

のどは、とても重要な脳幹のリセットボタンなのですが、現代人の多くが詰まらせてしまっている場所でもあるのです。

のどを意識してうまく使うことで、迷走神経が活性化します。

それは、心臓の動きや呼吸のリズムをゆったりさせて、安心感を生むベースとなるのです。自分の中で生まれた安心感は、周りの人にも伝播します。

「あくびがうつる」のと似た現象です。

声は振動という物理的な現象であるため、とくに周りへの『共鳴力』が強いのです。


それではなぜ安心感が「笑い」につながるのでしょうか？

実は、ここにも神経系の仕組みが関わっています。

ヒントは「遊び」です。

遊びは、神経系の観点では、「緊張（スリル）とリラックス（安心感）の融合」といえます。

「鬼ごっこ」は追いかけられてスリルを感じるけれど、逃げ切ることができたり、捕まって今度は自分が鬼になることで、安心感も味わうことができます。

この「スリル」と「安心感」の波が、「遊びゴコロ」につながるわけです。

ただ怖い人に追われ続けるだけだと、それは単なる恐怖となり、遊びとしては成立しないのです。

口ではどぎついことをいいながらも、声の振動では安心感を与えることで、緊張とリラックスの融合による「遊びゴコロ」が笑いを生むというのが、ケンコバボイスの秘密です。
これは実は、赤ちゃんが「いないいないばあ」をするとキャッキャと喜ぶのと同じ原理です。「いないいないない」の不安と「ばあ」の安心がセットになっているから、遊びになるのです。

まじめな話はもちろんのこと、こんなことといったらどうおもわれるだろう、というようなちょっと変な話こそ、ケンコバボイスの肝「のど発声」で伝えてみてください。「遊びゴコロ」に満ちた、新しいコミュニケーションの世界が開けるはずです。

◎大久保佳代子さん〜「舌づかい名人」

大久保さんの地味かわいさの秘密

お笑いコンビ「オアシズ」の大久保《おおくぼ》佳代子《かよこ》さん。

個性的な外見やキャラクターを持つ相方の光浦靖子《みつうらやすこ》さんとくらべると、どうしても地味な印象。

メディアに登場した当初は、キャラ立ちする光浦さんだけがよばれることが多く、大久保さんはテレビに出演する機会を持ちつつも、普段はコールセンターのオペレーターとして働くという、究極の二足の草鞋《わらじ》生活をしていたことで有名です。

そんな大久保さんも、いまやテレビへの出演が最も多い女性お笑い芸人の一人として大活躍されています。

歯に衣着せぬ物言いで繰り広げられる毒舌や下ネタは、爆笑というよりは失笑をかうことが多いのですが、大久保さんがいうと、なぜかほっこりと楽しい雰囲気になります。

「本当に、こいつはしょうがないなあ……」という感じ。

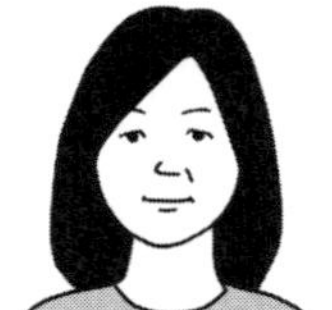

でも、毒舌や下ネタをいうだけだったら、他の多くの女性芸人さんもやっています。

なぜ、一見地味な大久保さんが、これほどまでに人気者なのでしょうか？

テレビの画面越しに大久保さんを食い入るように見ても一向にその謎が解けないので、これはもう直接ご本人にお会いするしかないと考えていました。

そして、そんな矢先に幸運にも、ある雑誌の企画で大久保さんと対談する機会に恵まれました。

大久保さんの人気の秘密に興味がある人は多いはずなので、なんとかそのヒントをつかみたいという並々ならぬ気迫を持って取材に臨みました。

忙しい大久保さんに無理にお願いしているのだから、余計な時間をとらせてはいけない、スタッフさんたちと一緒に緊張した面持ちで待っていると、大久保さんはぬいぐるみのような「ふんわり」とした表情で現れました。

その瞬間、そこにいたみなの表情がフワッとゆるんだのを私は見逃しませんでした。

そして、大久保さんが何か言葉を発するたびに、みなのニコニコが止まらなくなっていきました。

決して派手ではない大久保さんの存在そのものが、とてつもなくかわいいのです。

何か、胸の奥のほうをギュッとされるような感じ。

そう、まさに赤ちゃんと出会ったときのあの感じなのです。

ピンときた私はさっそくお願いしました。


「大久保さん、舌を出して動かしてもらえませんか？」

「んんっ？　舌？　……。こうですか？」


大久保さんは、見ず知らずの私のとてつもなく失礼なお願いに、すぐにこたえてくださいました。

大久保さんの舌は付け根からとてもよく動いていました。

声を出すときに舌をやわらかく使っていることにも気づきました。

大久保さんの、かわいさの源泉は「舌づかい」にありました。

一見地味な表情でも、舌が滑らかに動いていて表情がやわらかくなるから、かわいさがにじみ出てくるのです。

我慢していると「舌」が固まる

実は、舌は現代人がもっとも緊張させている場所の一つです。

例えば、上司に理不尽なことで怒られ続けている、何もいい返せず、グッと我慢している状況にいる、とイメージしてください。

このとき、舌をグッと緊張させているのです。

そんなことを繰り返しているうちに舌は付け根から、カチンコチンに固まってしまっているのです。

舌は、おもに「舌咽神経《ぜついんしんけい》」と「舌下神経《ぜっかしんけい》」という2つの脳神経の支配を受けています。

舌を緊張させて固めると、脳幹の緊張が高まり、身構えの防衛反応が強まります。

我慢ばかりして、舌を固めていると、人との関わりがますます難しくなってしまうのです。

そんなときに、大久保さんのようにおもったことをそのままいっている人を見ると、スッキリ心地よく感じます。

自分が我慢してカチンコチンに固めてしまっていた舌を、フワッとゆるめて自由にしている人がいる、その感覚が伝播して自分の舌もフワッとゆるんで、ホッとした気分になるのです。

口ではどぎついことをいっていても、舌のやわらかさのふんわり感が、「遊びゴコロ」を生みだして、なんとなく笑えてしまうのです。

同じ毒舌でも、マツコ・デラックスさんとは少しタイプが違います。

マツコさんの場合は、まさに「歯に衣着せぬ物言い」という表現があてはまります。

「歯」は、脳神経の「三叉神経」の支配を受けていて、脳の覚醒をもたらします。

つまり、どちらかというと頭で納得させられる面白さです。

「歯切れ良い」面白さともいえます。

大久保さんの場合は、「舌固めぬ物言い」といったほうが近いでしょう。

舌のやわらかさが生み出す、フワッとした、かわいらしい面白さ。

実は、舌は赤ちゃんにとってとても大事な場所です。

赤ちゃんは、生まれてすぐにおっぱいを吸って、それを飲み込みます。

このとき、舌が大活躍しているのです。

とくに、舌の付け根（舌先ではなく奥）がよく動くことが大事です。

舌がやわらかく、自由に動くということは、赤ちゃん力の象徴ともいえるのです。

また、赤ちゃんはおなかがすいたらアーンと泣かなければなりませんが、そのときにも舌の働きが大事です。

発声において、舌が大事ということもありますが、それよりももっと重要なことがあります。


実は、舌は内臓の一部です。

より具体的にいうと、口から肛門までつながる消化器の一部です。

内臓には、筋肉と同じように感覚があります。これを「内臓感覚」といいます。

内臓感覚は、「快か不快か」を判断する重要な経路になっています。

つまり、舌を固めて内臓感覚を鈍らせてしまうと、いいたいことがいえないだけでなく、

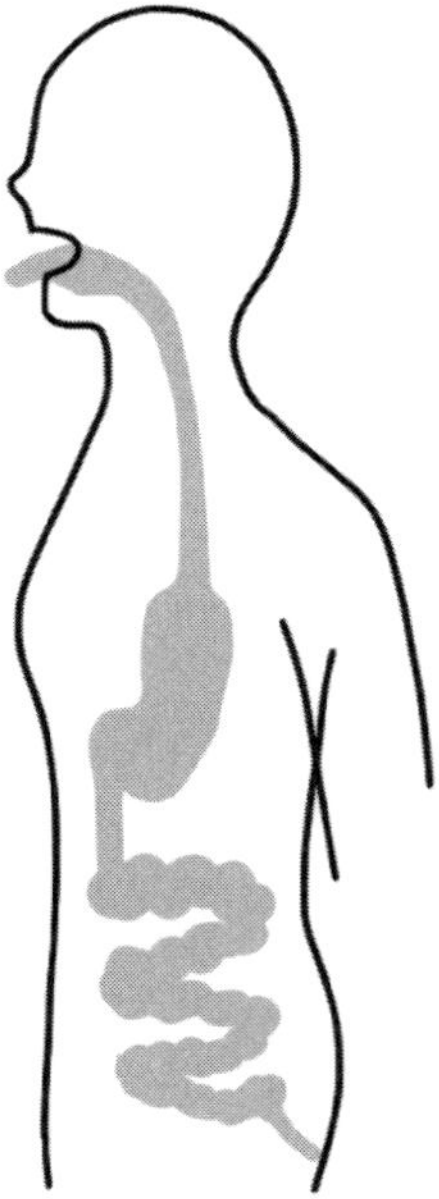

舌は内臓の一部

自分がいま快適なのか、不快なのかがわからなくなってしまうのです。

赤ちゃんの場合、それだとおっぱいはもらえないし、おむつも替えてもらえず、生きていくのが大変になってしまうのです。

舌がゆるんで自由であるということは、赤ちゃん力の中の『出会い力』、『顔面力』、とくに『快不快力』に大きく関係します。

大久保さんは、その3つの要素すべてを兼ね備えていて、それが周りの人にほんわかした幸せ感をもたらしているのです。

少し前置きが長くなりましたが、ここからは舌をやわらかく、自由にするためのワークをご紹介していきます。

舌は脳幹リセットのスイッチ

舌は細かい筋肉が寄り集まってできていて、「舌骨」という骨の土台に乗っています。

舌を付け根からやわらかく動かすには、舌の土台である舌骨を意識することがポイントとなります。

舌骨ボイスのワーク

①まずは舌骨の位置を確認しておきましょう。

両手の指先で軽くのど元を押さえて、舌を出したときになくなり、ひっこめたときに指先に感じる出っ張りが舌骨です。

②次に、舌骨を左右の中指の先でやさしく押さえたまま、そこで支えられているのを意識しながら、舌を突き出したり、ひっこめたりなど、自由にいろんな方向に動かしてみます。

このとき、がむしゃらに力を入れて舌を動かすのではなく、舌骨から舌が動くということをしっかりと意識してください。

③1分ほど舌を動かしたら、今度は舌骨を左右の中指の先で軽く押さえたまま、「アー」「エー」「イー」「ウー」「オー」と発声してください。このとき、舌骨から舌を動かすようにして声を出してください。

④1分ほど発声したら指を離します。

普段無感覚になっている、のどと舌の境目あたり、つまり舌の付け根に意識が生まれているでしょう。

胸の詰まりがとれて、気分がスッキリしているはずです。

鼻が通った、目がパッチリしたと感じるかもしれません。

舌の緊張は、自律神経系の緊張や脳の覚醒に関係するので、バランスが改善すると、心身にさまざまなポジティブな反応が起こります。

舌は、脳幹のリセットボタンといえるのです。

では、今度は大久保さんの「舌骨ボイス」に挑戦です。

まずは、普段通りの発声で次の台詞（大久保さんがいいそうな台詞）を声に出していって

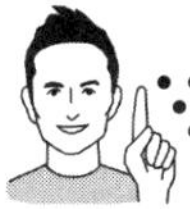

大久保さんのかわいらしさの秘密

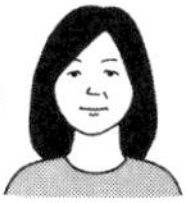

舌骨ボイスのワーク

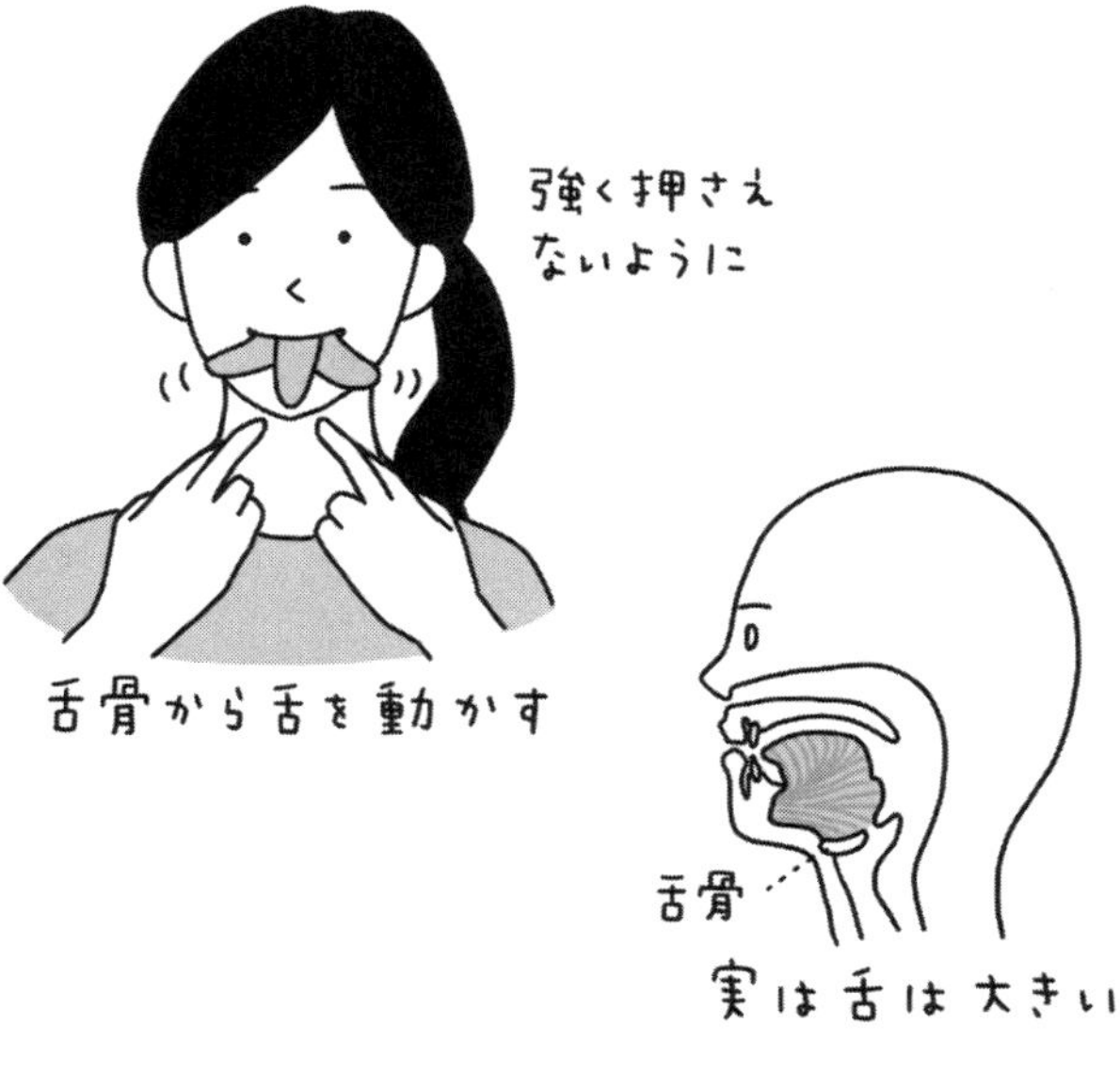

舌骨を左右の中指の先でやさしく押さえ、舌を突き出したり、ひっこめたり1分ほど自由に舌を動かしたら、舌骨を軽く押さえたまま、舌骨から舌を動かすように「アー」「エー」「イー」「ウー」「オー」と1分発声

みてください。

「あんた、かわいいわね。たべちゃうわよ」

相手が引く前に、自分自身が引いてしまうかもしれないですね……。

今度は、先ほどと同じように、舌骨を左右の中指の先で軽く押さえたまま、舌骨から舌を動かすようにして、同じ台詞をいってください。

最初は、台詞をいうことの気恥ずかしさで、うまくいえないかとおもいますが、何度か繰り返しているうちに、だんだんと、大久保さんの舌づかいの感じになってきます。

いってることはどぎついんだけど、なんだかいやな気分がしない、むしろ心地よく感じて、ちょっと面白い、気がついたら、かわいくて好きになっていた……。

そこまでいうと、いい過ぎかもしれませんが、舌が動きだすと、コミュニケーションがとても楽しくなることは間違いありません。

これまで何十年もの間、固めっぱなしだった舌を自由にしてあげて、人との関わりが、より楽しくなるきっかけとなることを願っています。

第3章　達人に学ぶ脳幹リセットワーク

〜ジャパネットたかた創業者・髙田明社長編

◎髙田明社長（ジャパネットたかた創業者）〜「鼻腔共鳴の名人」

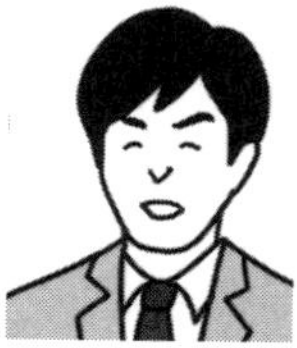

髙田社長は「赤ちゃん力」の王様

ジャパネットたかた創業者、髙田明《たかたあきら》さん。現在は、サッカークラブ「V・ファーレン長崎」の社長でもあります。

テレビショッピングに22年間出続けて、日本のテレビで最も多く商品を販売した人物かもしれません。

そして、その独特の存在をお茶の間に強く印象づけました。

スマートで端正な外見からは想像もつかない、佐世保《させぼ》訛りの甲高い声。

独特な口調に、独特の身振り手振り。

そして独特の間合いから繰り出されるお得意のフレーズは、おもわず子どももまねをしてしまう……。

ビジネスマンというよりは、タレントのような親しみやすさがありました。

しかし、実は髙田社長は企業人としてとんでもなくすごい方なのです。

佐世保の小さなカメラ屋さんからはじめて、テレビショッピングを軸にこれまでにはない新しいメディアミックスによる販売体系を一代でつくりあげた、まさに起業家のお手本となるような方です。

2015年にジャパネットたかたの社長を退任された後、2017年には経営危機に陥っていたサッカーJ2のクラブチーム、V・ファーレン長崎の社長に就任して、1年目にして同チームのJ1昇格に貢献するというニュースに世の中は驚き、そして皆が髙田社長の組織統率力、人間力を再確認することになりました。

以前、私は深夜一人でテレビを見ているときに、チャンネルをまわして髙田社長の番組がやっていると、ふと見入ってしまうことが時々ありました。

後になって振り返ってみると、それは夜中になんとなく感じる人恋しさを満たすためのものであったことに気づきました。

人間関係の肝である「赤ちゃん力」のエッセンスが髙田社長の中に詰まっている、髙田社長は「赤ちゃん力」の王様、とまで考えるようになりました。

そうなると、もういてもたってもいられません。

これはもう髙田社長ご本人に直接お会いするしかない、「赤ちゃん力」について語るのであれば、まずはその王様に会わないわけにはいかないと。

編集のYさんに泣きつくようにお願いして、なんと奇跡的にも対談させていただけることになりました。

髙田社長の人間力のすごさを、直接お会いして、そのお身体を隅から隅まで観察させていただいて、神経系の観点から分析したい。

そして、そのエッセンスを誰でも簡単にできるワークとして、多くのみなさまにお伝えしたいと意気込んで、都内にあるジャパネットたかたのオフィスに乗り込みました。

本章では、その生の記録をご紹介します。

テレビの画面を通しては決して気づくことのできない、髙田社長の身体性を徹底的に探究した、ユニークな内容になっていますのでお楽しみください。

対談パートの後で、髙田社長の身体性のエッセンスを誰でも体験できるようなワークをご紹介していますので、そちらもあわせてご覧ください。

対談　人の心をつかむ身体性

髙田社長の声の秘密

藤本　お会いしてまずびっくりしたのが、お声が想像していたのとまったく違うことです。低い声でゆっくり穏やかに話されるのですね。

髙田　講演会などで初めて会った人にはいつもびっくりされます。本当にあの髙田さんですかって（笑）。普段はこんな感じですよ。

藤本　私は、スポーツ選手からビジネスマン、主婦まで、さまざまな方の心身のケアをする仕事をしています。現代人はみんな疲れていて、とくにその一番の原因として人間関係による疲れがあります。課長が苦手だから会社に行きたくないとか（笑）。

髙田　へえ、そうなのですね（笑）。

藤本　今日は、人間関係で疲れている人が楽になるためのヒントを髙田社長から学ばせていただきたいとおもっています。まず、テレビショッピングで話されているときの声のことなのですが……。

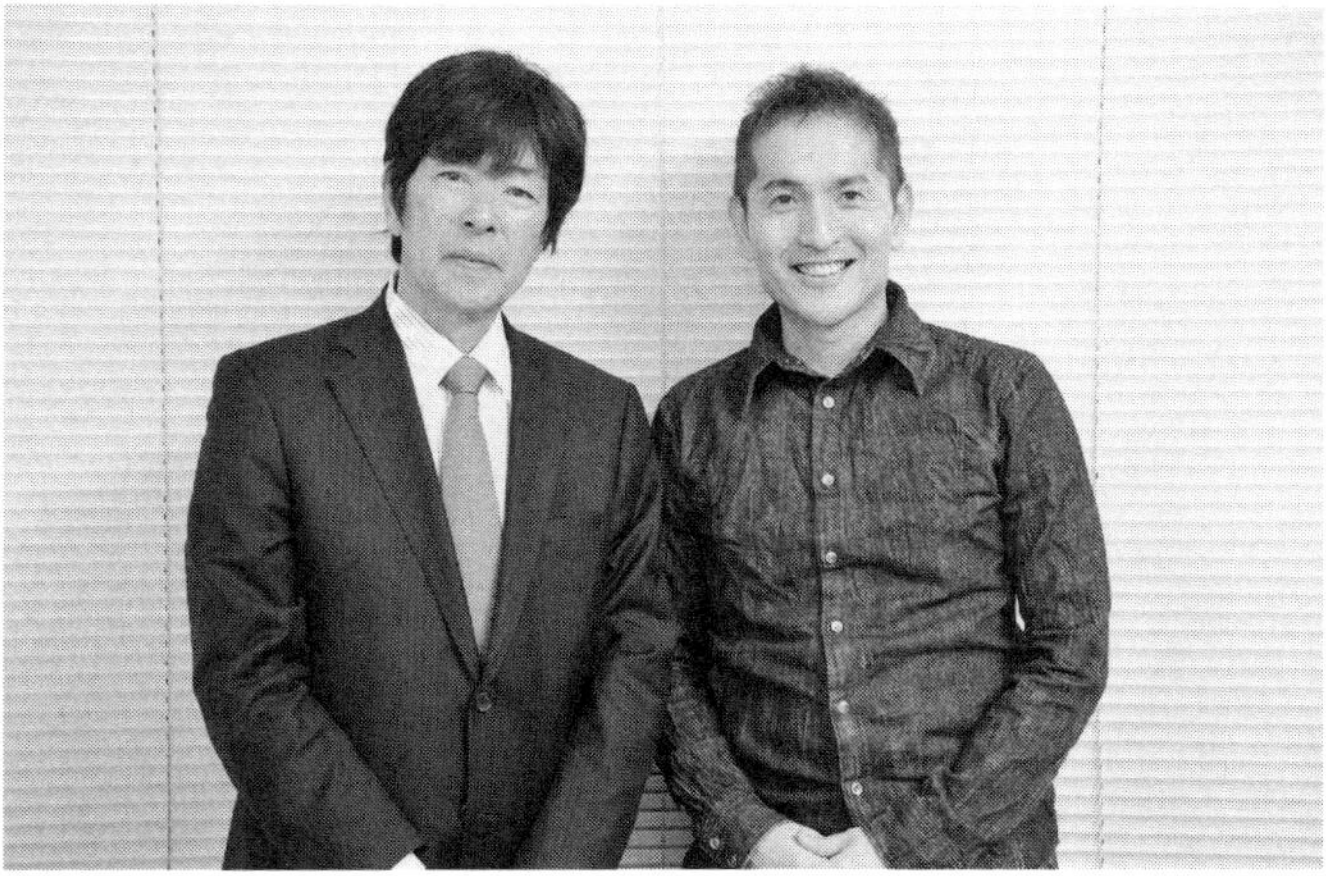

髙田　あの甲高い声のことですね（笑）。
藤本　いや、甲高いとは……。
髙田　深夜にテレビを見ていて、偶然自分が番組に出ていたら、私はすぐチャンネルを替えていましたよ。だって、あの声は寝る前には聞きたくないでしょ（笑）。
藤本　……（笑）。いえいえ、髙田社長の声、身体の専門家から見たら、ものすごくすばらしいです。
髙田　えっ、本当に？　そうなの？
藤本　はい、声楽の専門家にも確認しましたが、見事な「鼻腔《びくう》共鳴」の発声です。オペラ歌手が出す鼻から頭に抜けるような声です。あれは、声を出す側にとっても聞く側にとっても、身体的にとても心地よく響くのです。
髙田　そんなふうに考えたことはなかったですね。

テレビの前のお客さんに「伝えたい」という気持ちが強くなると自然とあの声になるのです。強い想いは身体から発せられるということですね。

藤本　スマートな外見とのギャップで、あの高い声がユーモラスに受けとられている面はあるとおもうのですが、実は身体的にはとても心地いいのです。

髙田　頭では変だとおもっている人が多い？

藤本　そんなことはないとおもいますが（笑）、身体で受けとったことは無意識に反応するんです。私は深夜一人で起きているとき、なんとなくジャパネットさんの番組を見てることがありました。なんかホッとするんですよ。声の影響力は大きいとおもいます。

髙田　なるほど。私は、テレビよりラジオのほうがどちらかというと好きですね。

藤本　それは意外です。

髙田　声だけのほうが、お客さんにしっかりと伝わる感じがするんです。例えば、テレビだったら有名なタレントさんが出てきて紹介すればいいというようなところもありますが、ラジオは声の響きでしっかり伝えないといけない。実は、ラジオのほうが商品の返品は少ないんです。テレビのように現物は見ていないのに。

藤本　それはすごく不思議です。

髙田　声で伝えるというのは、伝え手の心が全部出るんです。伝え手の心がリスナーにつながるから物が売れるのです。

藤本　まさに、人間関係のあり方にも通じる話です。

ビジネス界の坂東玉三郎

藤本　身体のことでもう一つお伺いしたいことがあります。髙田社長の立ち姿や身のこなしが本当にしなやかで美しいのですが、何か意識されていることはありますか？

髙田　えっ、そうなんですか。出演中は自分の身体のことは、とくに意識はしていないですね。どちらかというと、視聴者のみなさんの幸せに想いをはせるというか、みなさんの心とつながることに意識を向けています。この商品がご家庭にあるとみなさんの生活がどんなふうに豊かになるかを想像します。そうすると、伝えたくなる、というか伝えずにはいられなくなるんですよ。パッションが出てくるというか。そういうのを暑苦しいと感じる人もいるんでしょうね。

藤本　いや、それがまったく暑苦しくないんです。

髙田　本当に？

藤本　はい、それは髙田社長の所作の美しさと関係があると私は考えています。自然体というんでしょうか。日本人男性で所作が美しいとおもうのは、髙田社長と歌舞伎の坂東玉三郎《たまさぶろう》さんだけです。

髙田　えー、そんなー。…………。（秘書の方に向かって）藤本さんにとびきりおいしいコーヒーをお入れして（笑）。

藤本　いえいえ、本当に（笑）。少しお身体を拝見してもよろしいでしょうか。（髙田社長の腕に触れながら動きをチェックする）手首の緊張がほとんどないです。スッと抜けてらっしゃいます。皇室の方が白手袋で優雅に手を振られるときのあの感じの抜けです。商品を持つ手が緊張してぎくしゃくしていると、すごくイヤらしい感じになるはずです。髙田社長は、身体の力が抜けてシュッとされているので、押しつけがましさが一切ないんです。

髙田　ゴルフのときは、すごく力が入ってる気がしますけど（笑）。確かに想いは身体から発せられるので、変な力が入っていると伝わりにくくなりますね。

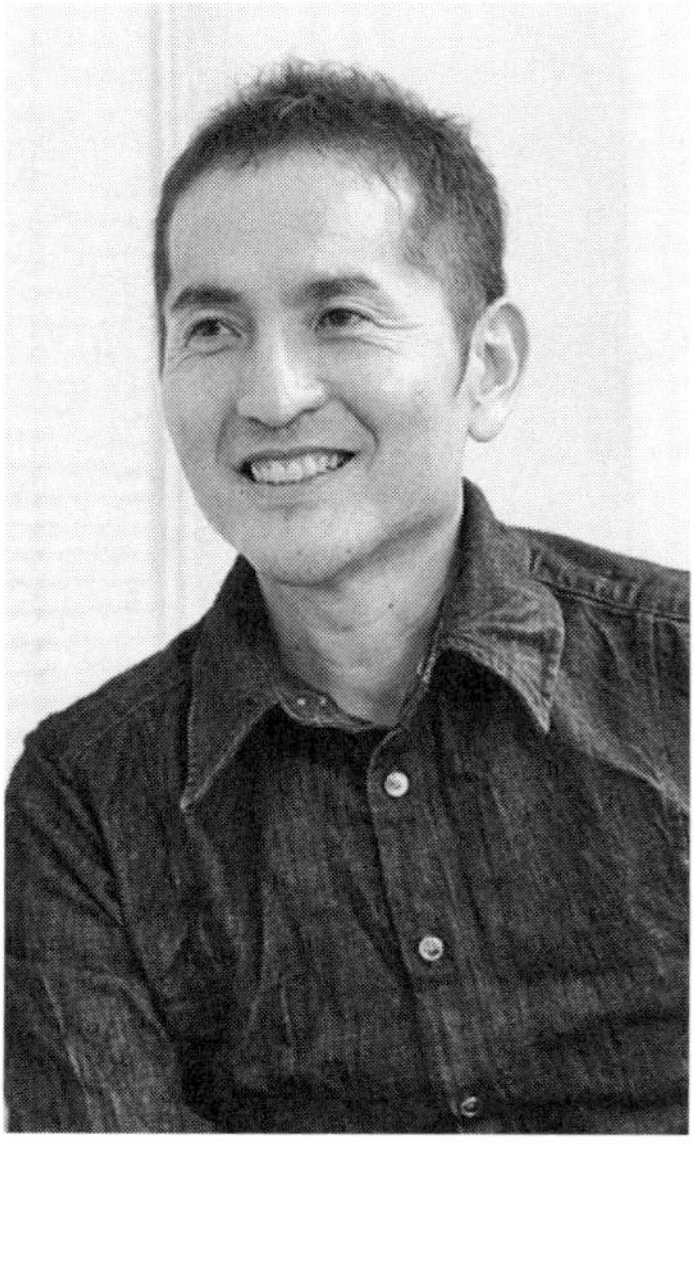

藤本　日常生活でお身体について、何か気をつけてらっしゃることはありますか？

髙田　少し前までは、歩くことを意識してやっていて、オフィスもエレベーターを使わず階段で上り下りしていたのですが、最近はあんまりですね。……そういえば、食べることについては意識しています。私は基本、一日1・5食です。朝は食べずに昼がメインで、夜もお酒を飲んだらお米は食べないし。おいしいものを食べていても、腹八分目で、最後の一口は残すんです。お腹いっぱいまでいってしまうと身体がきついというか快適じゃないんですよね。だから、その一歩手前の心地よい範囲でやめる。そのことだけはずっと続けていますね。

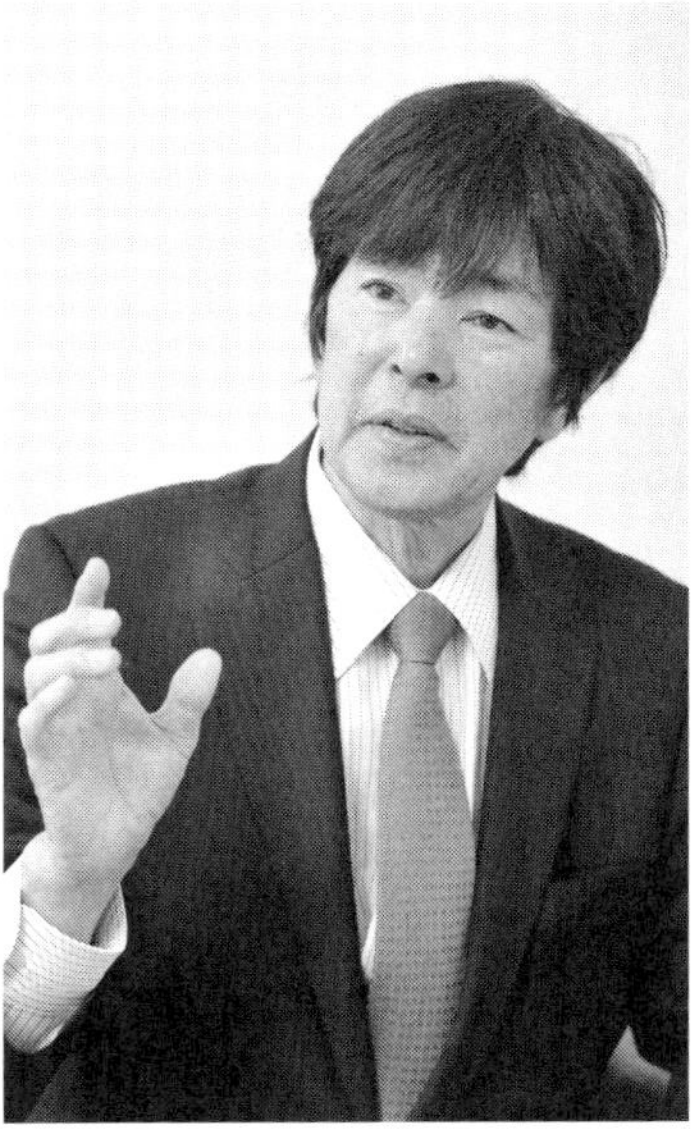

藤本　……それはものすごく貴重なお話です。内臓感覚をしっかり持ってらっしゃるんですね。

髙田　内臓感覚？

藤本　現代人の食欲はほとんど頭からきています。「おいしそうだから食べる」、「身体にいいから食べる」、あと一番多いのが「ストレスを発散させるために食べる」。身体というよりは思考からきている食欲なのです。お腹が空いているかどうかという、本来の食欲は、胃腸から、より具体的にいうと内臓感覚からくるものなのです。

髙田　確かにおいしいものをつい食べすぎてしまうということはありますよね。

藤本　内臓感覚（内受容感覚）は、今ここに自分がいて自分の身体とつながっていることを実感するうえでとても重要です。どんなことがあっても自分を見失わないために。髙田社長は番組に出演されるときは、ライブ感を大事にするとおっしゃっていましたよね。

髙田　はい、テレビの前の視聴者の方とつながるためにはライブ感が必要です。実は、以前生放送中に携帯電話が鳴ったことがあります。私のスーツのポケットから着信音がして、スタジオが凍りつきました。カメラマンもギョッとしています。私は、とっさに電話に出て「もしもし、いま生放送中ですから、後で折り返します」と相手に伝えて電話を切り、「ごめんなさい。携帯の電源を切り忘れていました」と視聴者のみなさまに謝りました。

藤本　それはすごいです（笑）。テレビを見ていた人もびっくりしたでしょうね。でも、ライブ感というか、髙田社長の裏表のないお人柄がダイレクトに伝わるできごとで、どちらかというとポジティブに受けとられたのではないでしょうか？

髙田　確かに、あってはならないことでしたが、不思議なことにお叱りの電話は一本もありませんでした。もちろん、台本やパフォーマンスではないです。生放送中には、いろんなハプニングがありますがいつも自然の流れにまかせます。

藤本　まさに自然体でいるということですね。

世阿弥に学ぶ存在のあり方

藤本　自然体の話が出たところで、もう一つお伺いしたいことがあります。髙田社長は世阿《ぜあ》弥《み》の『花鏡《かきょう》』と『風姿花伝《ふうしかでん》』を愛読されてらっしゃると……。

髙田　はい。世阿弥は『花鏡』の中で、伝え方のポイントを「一調《いっちょう》、二機《にき》、三声《さんせい》」といっています。これを読んだとき、まさしく私自身が感じてきたことと同じと感じました。声の調子を整えて、タイミングを見て声を出す。そして「商品の良さを伝えたい」と強く念じているうちに自然と普段より高いあの声になりました。あと、タイミングもすごく大事。商品の値段をいうタイミングが3秒ずれるだけで売り上げが2割3割変わるんです。

藤本　そんなにも違うのですか。

髙田　お客様の想いと息が合うかどうかなんでしょうね。結果が数字となってハッキリ出るので、厳しくもあり面白い部分でもあります。あと、世阿弥の本には「我見《がけん》」「離見《りけん》」「離見の見《けん》」という言葉も出てきます。これは能役者が舞台に出るときに必要な3つの視点のことで、「我見」は自分の視点で外の世界を見ること、「離見」は相手の視点で見ること、「離見の見」とは、自分と相手の関係も含めて俯瞰して見ることです。テレビショッピングに出演する際にも、この3つの視点がとても大事になります。

藤本　ビジネス本などでその話が引用される場合、「離見の見」が大事とよくいわれます。小さいことにとらわれずに俯瞰して物事を見なさいと。もちろん、それはそうなのですが私は現代人に一番足りないのは「我見」だとおもっています。

高田　我見が大事ですか？

藤本　はい。我見がないと、生放送中にかかってきた携帯電話に出るとかそんなアドリブはできないです（笑）。

高田　そうなのですね（笑）。

藤本　自分の内側ときちんとつながって自分視点を持っているのと、なんとなく自分のことを意識しているのはまったく違います。前者は、自分の家の中にいてゆったりくつろぎながら、窓から外の世界を見ているような感覚。内側から外を見ているというのが重要です。内側にいるためには、自分の身体の感覚としっかりつながっている必要があるので、先ほどお話に出た「内臓感覚」が大事になるのです。

髙田　自分を見失っていないということですか？

藤本　そうです。現代人は自分の身体の感覚とつながっていないので、そもそも自分の家の中にいない状態なのです。意識が自分の身体から外に出てしまっている。スマホをチラチラ見ているなんてまさにその典型です。この状態で我見を持つことはできないのです。

髙田　なるほど。自分自身としっかりつながっていないので、不測の事態が起こったときに対応できないのですね。

藤本　まさしくそのとおりです。私は、「能面」は自分の内側から外を見るということを意識付けするツールになっていると考えています。能役者は舞台に出る前に、能面をかぶったまま鏡に映る自分の姿をじっと見る時間をとるそうです。それは、我見を確立させるプロセスとも考えられます。

髙田　「我見」があって、「離見」や「離見の見」も成立するということなのですね。

藤本　少なくとも現代人の場合は、それがあてはまる人が多いのではないかとおもいます。

髙田　能の世界は大変興味深いので、もっと探究していきたいですね。

藤本　はい。自分が世界とどのように出会うか、人とどのように関わるかのヒントがそこにはたくさんあります。

まずお会いして驚いたのは、その外見の若さ。113ページの写真をご覧ください。20歳ほど年齢が違う私と並んでも、ほぼ同い年か、むしろお肌の美しさからもっとお若く見えます。そして、少年のように美しく澄んだ目がとても印象的でした。

対談は終始笑いに包まれた和やかムードで進みました。一方、時折見せる髙田社長の真剣な表情にドキリとすることが何度もありました。

その場に立ち会ったみなも満ち足りた幸せそうな表情になっていきました。

この対談をきっかけに、本書企画に携わるメンバーの人間関係も大きく変わりました。それまでは仕事だけのサバサバした関係だったのが、一気に打ち解けて会話の中に笑いが絶えないような楽しいチームになったのです。

髙田社長の存在のあり方が、周りの人間関係まで大きく変えるような影響力を持っていることを、身をもって体験したのでした。

声の心地よさの秘密

ここでは、髙田社長の身体性の最も特徴的な部分である声をとりあげます。

声は、声帯の振動が口腔《こうくう》（口の中の空間）、鼻腔（鼻の奥の空間）内の空気に伝わることで生じます。とくに後者に声が響くことを「鼻腔共鳴」といいます。

ハミングするときの発声が鼻腔共鳴です。

ハミングでは口を閉じるので、声の響きが自然に鼻に抜けるのです。

一般に、西洋人にくらべると日本人は普段の発声で鼻腔共鳴をあまり使っていません。鼻に抜ける発音の多い英語とくらべると、日本語は口だけで発声できてしまうことにも理由があるとおもわれます。

とくにイントネーションが下がる関西弁は、最も鼻腔共鳴を使わない言語の一つです。第2章でご紹介した「ケンコバさん」は、とてもすばらしい鼻腔共鳴による発声をされています。鼻腔共鳴による関西弁は非常にめずらしいので、それがケンコバさんの声の際立った魅力にもなっています。

髙田社長もまた「鼻腔共鳴」の名人です。

想いを伝えたいというパッションが、胸の奥（横隔膜《おうかくまく》）から鼻腔までのつながりをつくり、自然に声の響きに表現されています。

小さな赤ちゃんの泣き声が、ものすごくよく響くのでびっくりしたことはありませんか？

その理由の一つは鼻腔共鳴にあります。

新生児は気道（～鼻）と食道（～口）が分かれていて、呼気や発声が鼻を通りやすい身体の構造になっているのです。

鼻腔共鳴は、赤ちゃん力の『出会い力』と『共鳴力』に関係します。

しかし、現代の日本人の発声は鼻腔共鳴を失いつつあります。

それには、「頭が緊張してこわばっている」という身体の問題が関係しています。

頭がゆるめば声が響く

現代人はストレスにさらされて、外の世界に対して常に〝身構え〟ています。

身構えによる目、鼻、口、耳などの感覚器官の緊張が慢性化すると、その土台となっている頭蓋骨が圧迫を受けてこわばります。

頭がこわばると、その中心にある鼻腔に声を響かせることが難しくなります。

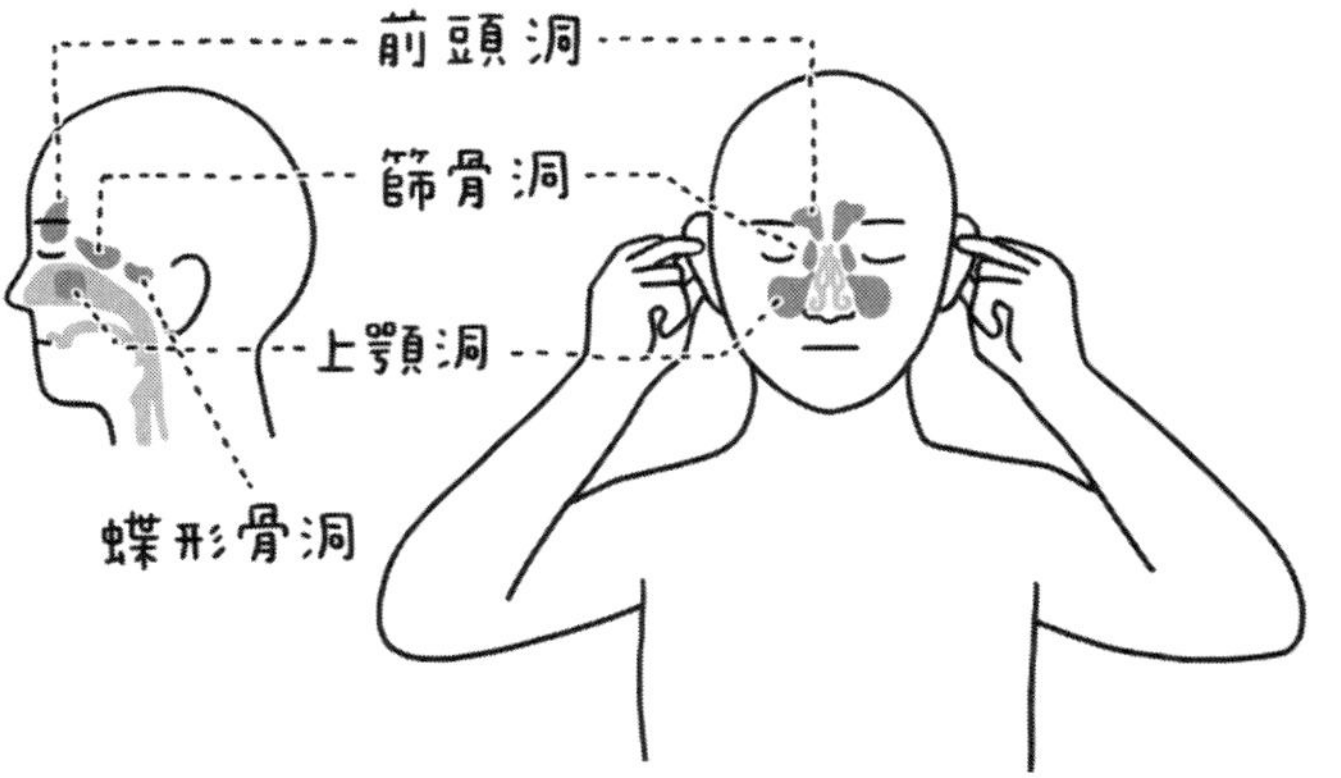

耳をひっぱることで頭蓋骨全体のこわばりが解けて声が響く

ここで頭のこわばりを解くワークをご紹介します。

「耳ひっぱりワーク」です。

耳をひっぱり、耳が付着している頭蓋側部の骨（側頭骨《そくとうこつ》）に働きかけることで、頭蓋骨全体のこわばりを解き、バランスを整える、というのがその内容です。

「耳ひっぱり」は、伝統的な手技療法の技術をベースに、それをセルフケアとして行えるように私がアレンジした、誰でも簡単にできる頭蓋骨調整法です。

さっそく、体験してみましょう。

耳ひっぱりワーク

①姿勢を楽にまっすぐにして、視線は目の高さの遠くの水平線を見ているようなイメージ。目は開けても、閉じても構いません。

②次に、両耳を指でつまみます。中指を耳のくぼみに軽く入れ、親指は耳の後ろに添えて、2本の指で耳の付け根あたりを軽く挟むように持ちます。

③肘は軽く横に広げるようにして、そのまま、両耳を頭の側面から2~3ミリ浮かせるように横にひっぱります。ひっぱる方向は真横というよりは、気持ち斜め後ろぐらいの感じ。

そのままリラックスして呼吸を続けていると、頭の中心（両耳の間）、鼻の奥あたりがスゥーと広がるのが感じられます。ここが鼻腔です。

④鼻腔に息が通るのを感じながら、耳ひっぱりを続けます。

⑤1分ほどたったら、ゆっくり耳から手を離します。

いま、身体はどんな感じですか？

呼吸はどうですか。身体はリラックスしていますか。頭はスッキリしていますか。

郵便はがき

112-8731

料金受取人払郵便

小石川局承認

1017

差出有効期間
2020年11月30
日まで

東京都文京区音羽二丁目
十二番二十一号

講談社 第一事業局

講談社+α新書係 行

★この本についてお気づきの点、ご感想などをお教え下さい。
(このハガキに記述していただく内容には、住所、氏名、年齢などの個人情報が含まれています。個人情報保護の観点から、ハガキは通常当出版部内のみで読ませていただきますが、この本の著者に回送することを許諾される場合は下記「許諾する」の欄を丸で囲んで下さい。

このハガキを著者に回送することを　許諾する　・　許諾しない)

TY 000050-1908

愛読者カード

今後の出版企画の参考にいたしたく存じます。ご記入のうえご投函ください（2020年11月30日までは切手不要です）。

お買い上げいただいた書籍の題名

a　ご住所　〒□□□-□□□□

b　お名前《ふりがな》

c　年齢（　　　）歳

d　性別　1 男性 2 女性

e　ご職業（複数可）　1 学生　2 教職員　3 公務員　4 会社員（事務系）　5 会社員（技術系）　6 エンジニア　7 会社役員　8 団体職員　9 団体役員　10 会社オーナー　11 研究職　12 フリーランス　13 サービス業　14 商工業　15 自営業　16 林漁業　17 主婦　18 家事手伝い　19 ボランティア　20 無職　21 その他（　　　）

f　いつもご覧になるテレビ番組、ウェブサイト、SNSをお教えください。いくつでも。

g　お気に入りの新書レーベルをお教えください。いくつでも。

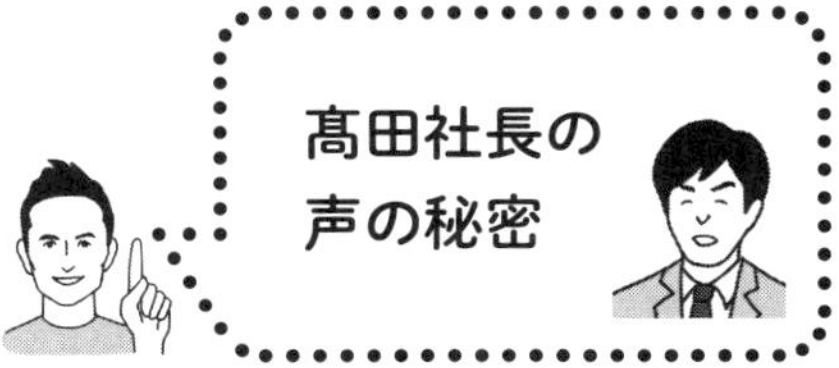

耳ひっぱりワーク

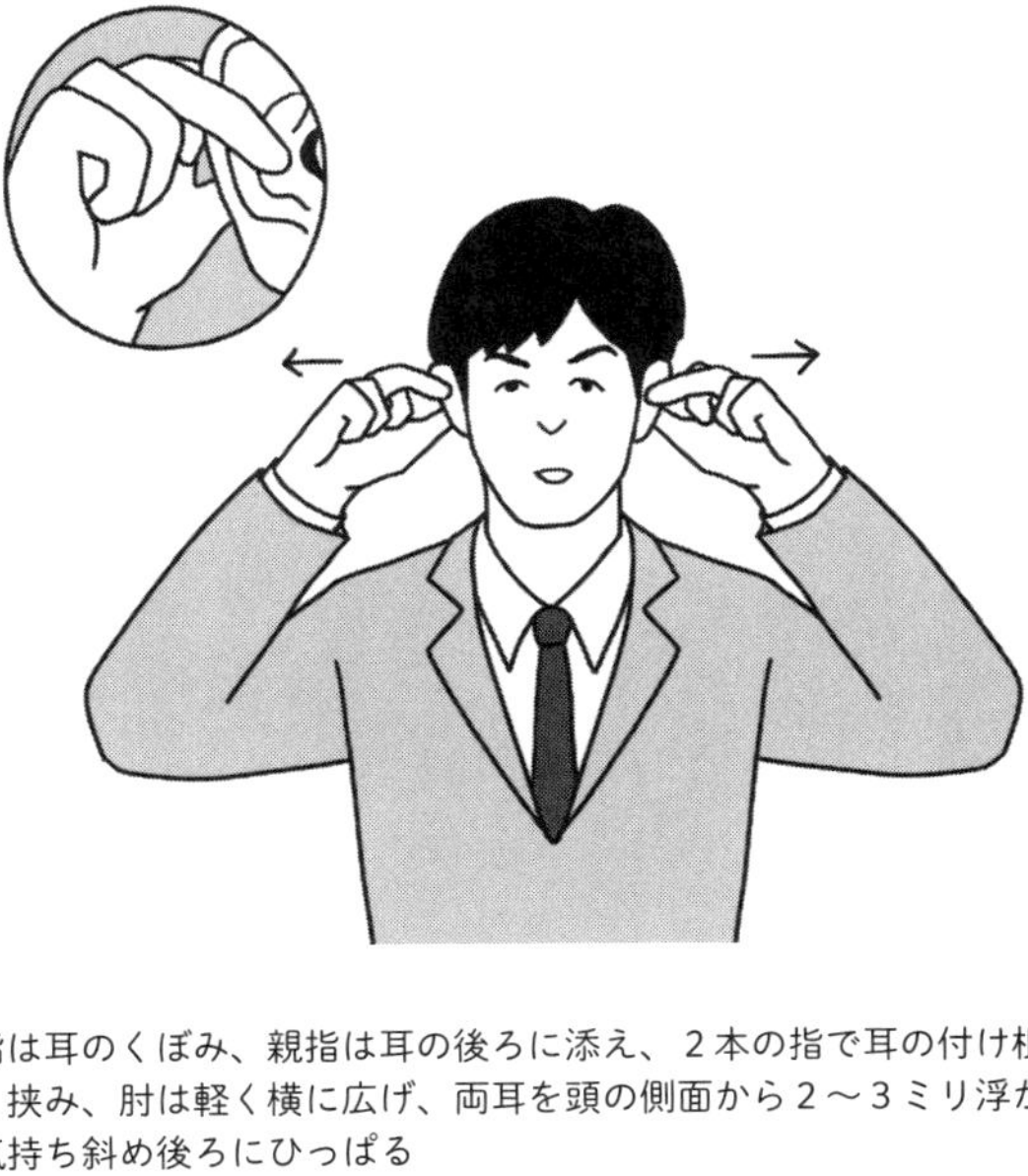

中指は耳のくぼみ、親指は耳の後ろに添え、２本の指で耳の付け根あたりを軽く挟み、肘は軽く横に広げ、両耳を頭の側面から２〜３ミリ浮かせるように気持ち斜め後ろにひっぱる

一休みしたら、もう一度耳ひっぱりを行います。
そして鼻腔のあたりがスゥーと広がるのを意識しながら、今度は声を出します。

耳ひっぱりボイスのワーク

①耳をひっぱったまま、「アー」「エー」「イー」「ウー」「オー」の順に、ゆっくり発声してください。これが「耳ひっぱりボイス」です。

頭がゆるんで、自然な鼻腔共鳴になっているので、声を出すのが心地よく感じられるはずです。

②「いらっしゃいませ！」「ありがとうございました！」など、目の前にお客さんがいるともって、どんな言葉でもいいので自由に声を出してください。

しばらくそれを続けていると自然に笑顔になり、声にも張りが出てきます。

鼻腔は脳神経の一つである三叉神経支配なので、鼻腔共鳴は脳幹リセットの効果的な方法となり、頭をクリアにしたいときなどにも有効です。
人前でプレゼンするときなどは、「耳ひっぱりボイス」でウォーミングアップして、本番では鼻腔共鳴を意識しながら発声してみましょう。

話せば話すほど元気になる新しいコミュニケーションを体験すると、人と出会うのが楽しくて仕方なくなります。

これがまさしく『出会い力』なのです。

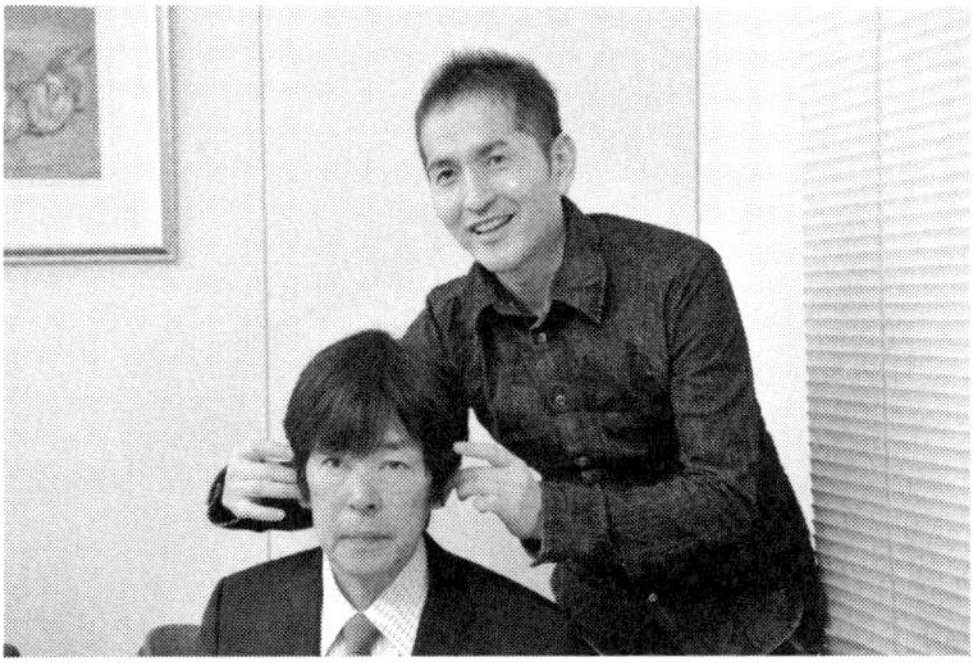

信頼を得る髙田社長の立ち姿

テレビで見る髙田社長の外見はとてもスマートです。

その第一のポイントは、自然で美しい立ち姿です。

商品の魅力を熱く語っていても、押しつけがましさが一切ないのは、その姿勢がシュッと縦の軸に収まっているので、見ている側に圧迫感を与えないためです。

髙田社長の姿勢の美しさの秘密は「肩」にあります。

肩が姿勢に関係するというと意外におもわれるかもしれませんが、実はものすごく重要なのです。

現代の日本人の多くは肩が前に出て猫背になっています。

デスクワークのとき、猫背になっているのに気づいて、背筋を伸ばして姿勢を正すことがあります。

しかし、また1分も経たないうちに元の猫背に戻ってしまうという体験をしたことはありませんか？

基本的にデスクでは腕を身体の前で使っているので、どうしても前肩になってしまう傾向があります。

肩が身体の側面の「あるべき位置」に収まっていると、腕を前で使っても、それにつられて肩が前にひっぱられることはないはずなのですが、ほとんどの人は肩のあるべき位置を忘れてしまっています。

ここで、肩をあるべき位置に収めて姿勢を楽にまっすぐにする、「ちょうちん袖ワーク」をご紹介します。

とても簡単なので、ぜひお試しください。

ちょうちん袖ワーク

①両手の中指の先をそれぞれ左右の肩の真上に乗せます。
②そして、親指と人差し指の先で肩の後ろ側、薬指と小指の先で肩の前側を押さえて、「親指・人差し指」と「薬指・小指」で肩を前後から挟み、５本指で肩にちょうちん袖をつくるような形にします。

ここが肩の「あるべき位置」になります。

胸も背中も緊張せず、身体全体が無理なくまっすぐになっていることを確認します。

指が肩に届かないという方は、指を肩に伸ばすようにして行ってもらえれば大丈夫です。

ただし、その場合も肩の前、中、後ろとそれぞれの指の置き場所を明確にします。


実は、肩を前、中、後ろと分けて意識することに意味があります。

肩をおおう「三角筋」という筋肉があります。

三角筋はその線維が前、中、後ろと分けられて、それぞれ異なる機能を持ちます。

その３つがバランスよく働くことで肩をあるべき位置に収めることができます。

ちょうちん袖ワーク

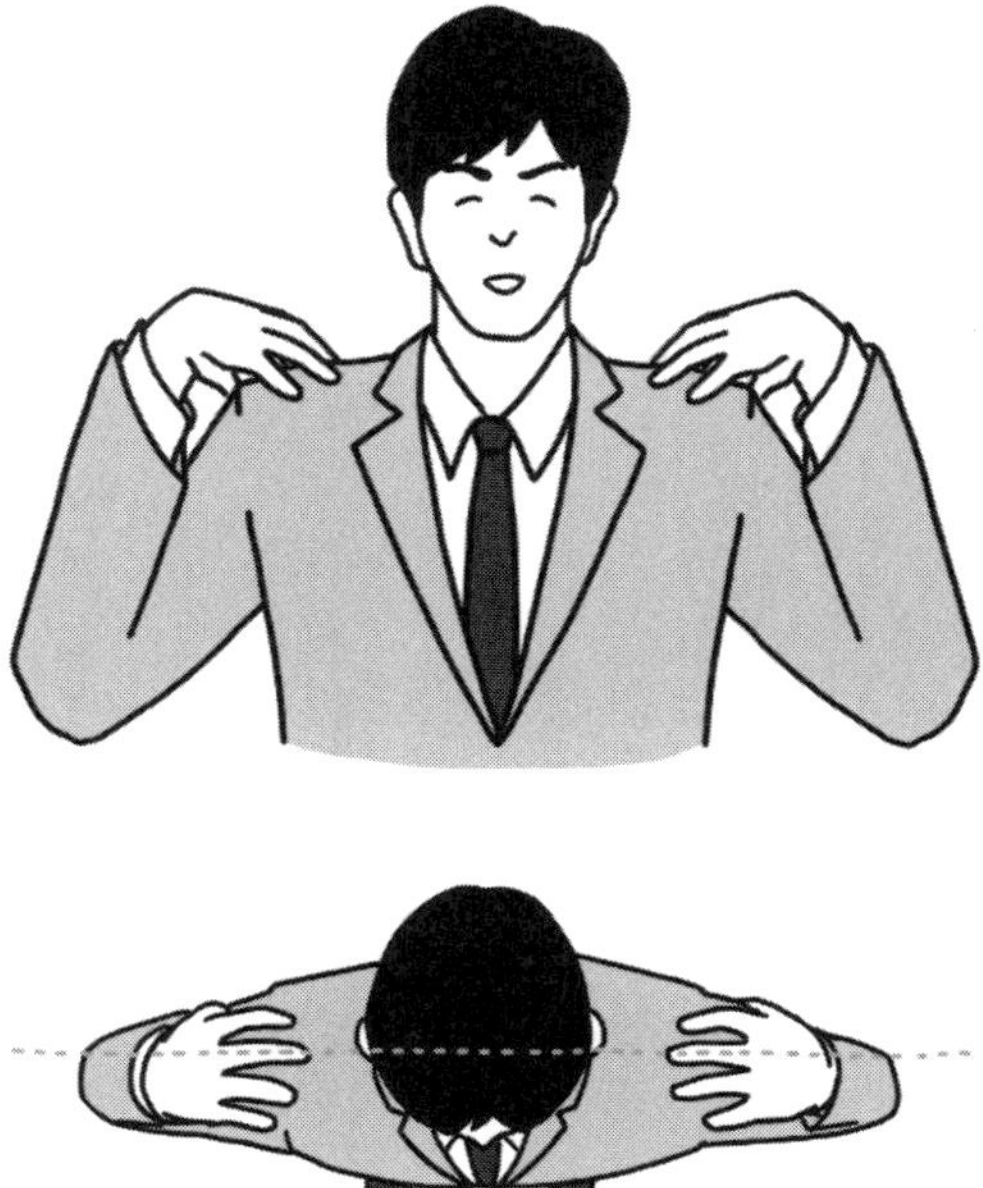

両中指の先を左右の肩の真上に乗せ、親指と人差し指の先で肩の後ろ側、薬指と小指の先で肩の前側を押さえて、肩を前後から挟み、５本指で肩にちょうちん袖をつくるような形にする

肩が正しい位置にあることで、自然で楽な姿勢を保つことができます。

ここで、ちょうちん袖をつくった状態で歩いてみましょう。

身体の中に、シュッとした軸を感じることができるでしょう。

肩があるべき位置に収まり、身体に軸ができると、余計な力が抜けて心身ともにリラックスできます。

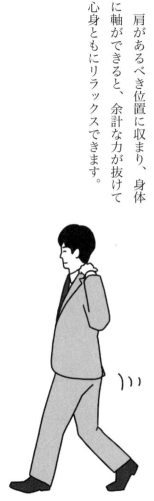

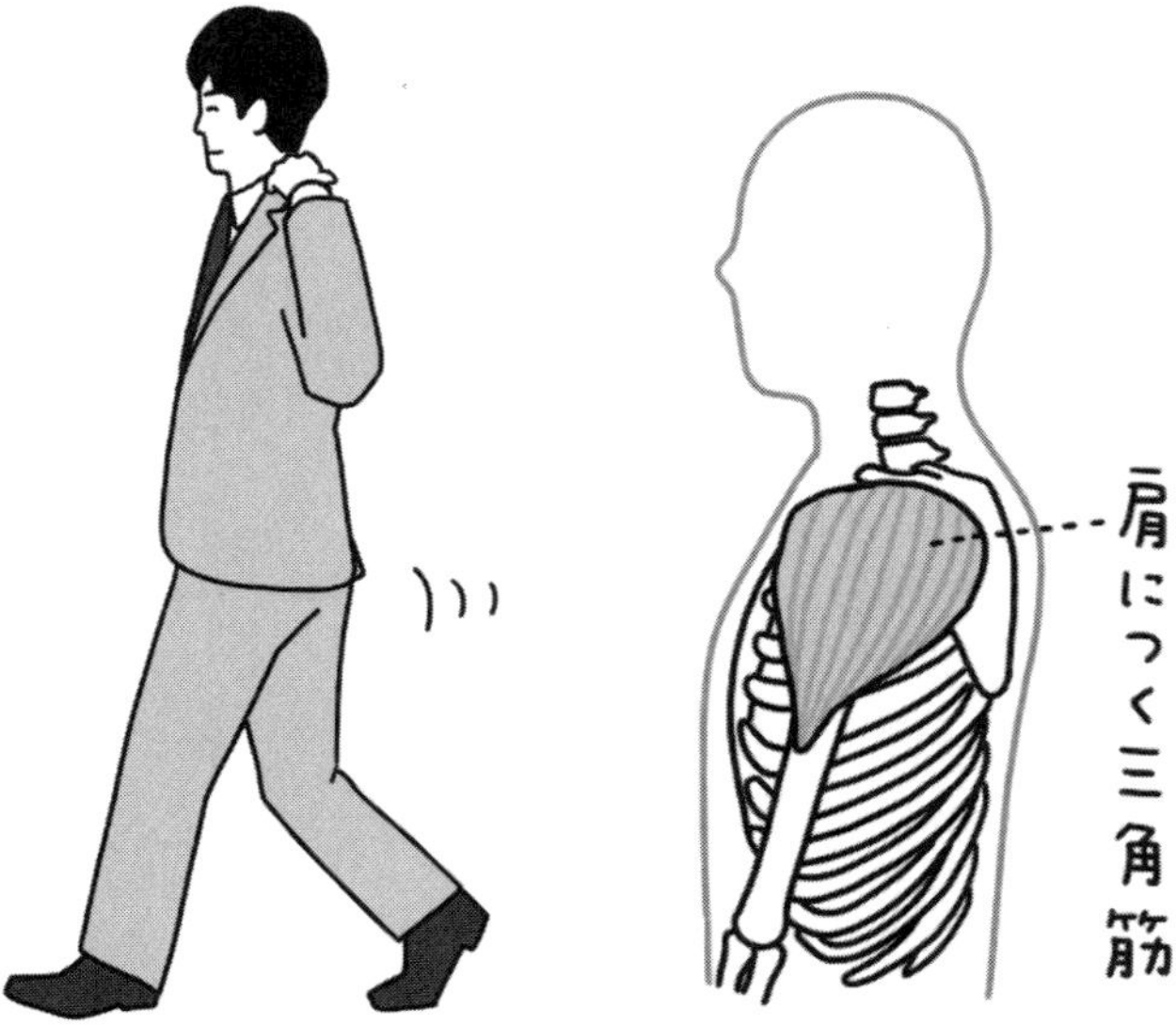

「ちょうちん袖のワーク」で歩けば心身ともにリラックス

美しさのポイントは手首の抜け

私は身体の専門家として、どうしても髙田社長に直接お会いして確認したかったことがあります。

〝なぜ、あのように上品に商品を持つことができるのか？〟

髙田社長が手にすると、廉価な家電製品までもが、高価な貴金属のように見えるのです。

これは、おもわず欲しくなります。

今回の対談時に直接お身体に触れさせていただいて、その秘密を確認しました。

髙田社長は、手首の力がすごく抜けているのです。

えっ、手首？　それが大事なの？

そんな疑問を持たれるかもしれません。

マッサージを受けて身体がほぐれても、スマホをいじったり、カバンを持ったりすると、ものの5分も経たないうちに、また肩がこわばってくるという体験をしたことはありませんん

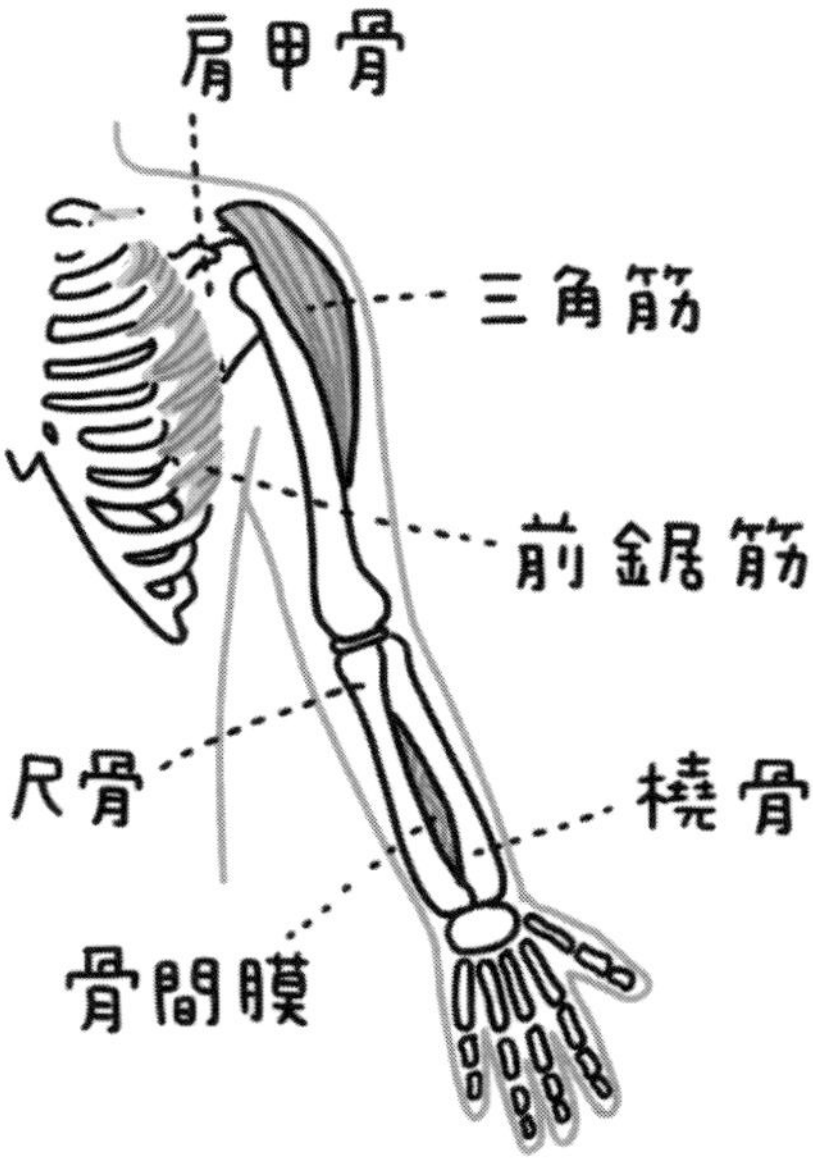

か？　これには、手首の緊張が関係しています。

パソコンやスマホの操作、家事、食事など多くの日常動作は手を使った細かい作業です。

槍をなげて獲物をつかまえたり、鍬《くわ》で畑を耕したりなど、かつて人間が行っていたようなダイナミックな腕の動きはほとんどありません。

手先のみに意識が集中しているため、どうしても手首を固めて緊張させてしまう傾向があります。

手首の緊張は、前腕の構造と関係があります。

前腕は親指側の橈骨《とうこつ》と小指側の尺骨《しゃっこつ》の2本の骨からできています。

２本の骨の間には「骨間膜《こつかんまく》」という組織があり、そこから手の指を動かす筋肉が伸びています。

現代人は手先を使う動作を多く行うため、２本の骨のバランスが崩れて骨間膜が縮んでしまっています。

ゆえに手を動かす筋肉が伸びやかにならず手首が緊張するのです。

手首の力を抜くためには、手首だけでなく、前腕の２本の骨のバランスが大事です。

手首の力が抜けないのは、前腕を意識するのが難しいことが原因です。

実は、髙田社長はこのバランスが絶妙なのです。

ここで、前腕の２本の骨のバランスを整えて手首の力を抜くためのワークをご紹介します。

「小指ペンワーク」です。

小指ペンワーク

①キャップのついている蛍光ペンやマジックペン（先がとがってないもの）を用意します。
②それを親指と小指で挟んで、小指に少し力を入れながら腕を真横に上げます。そのとき、もう片方の手で肩が上がらないように軽く押さえます。
③水平を通って上まで上げたらゆっくり戻します。とくに水平より上に腕を上げる際に肩が上がらないように注意してください。
④同じ側の腕で3回上下の動きを行いましょう。

ペンを置いて、両手を伸ばして頭の上で手を合わせて、左右の腕の長さをくらべてみましょう。ワークを行った側の腕が長くなり、手首も肩もリラックスしているはずです。

２本の指でペンを挟むことで前腕の２本の骨の間が開いて、慢性化した手首の緊張を解放させることができるのです。

姿勢や所作の美しさは、赤ちゃん力の『バランス力』と関係します。

余計な緊張をせず、芯の部分で自分をしっかり支える安定感が、外の世界と出会おうとする余裕と、観察力の注意深さを生み、また、リラックスした感覚は周りにも伝播して、安心感と信頼感をもたらすことになるのです。

小指ペンワーク

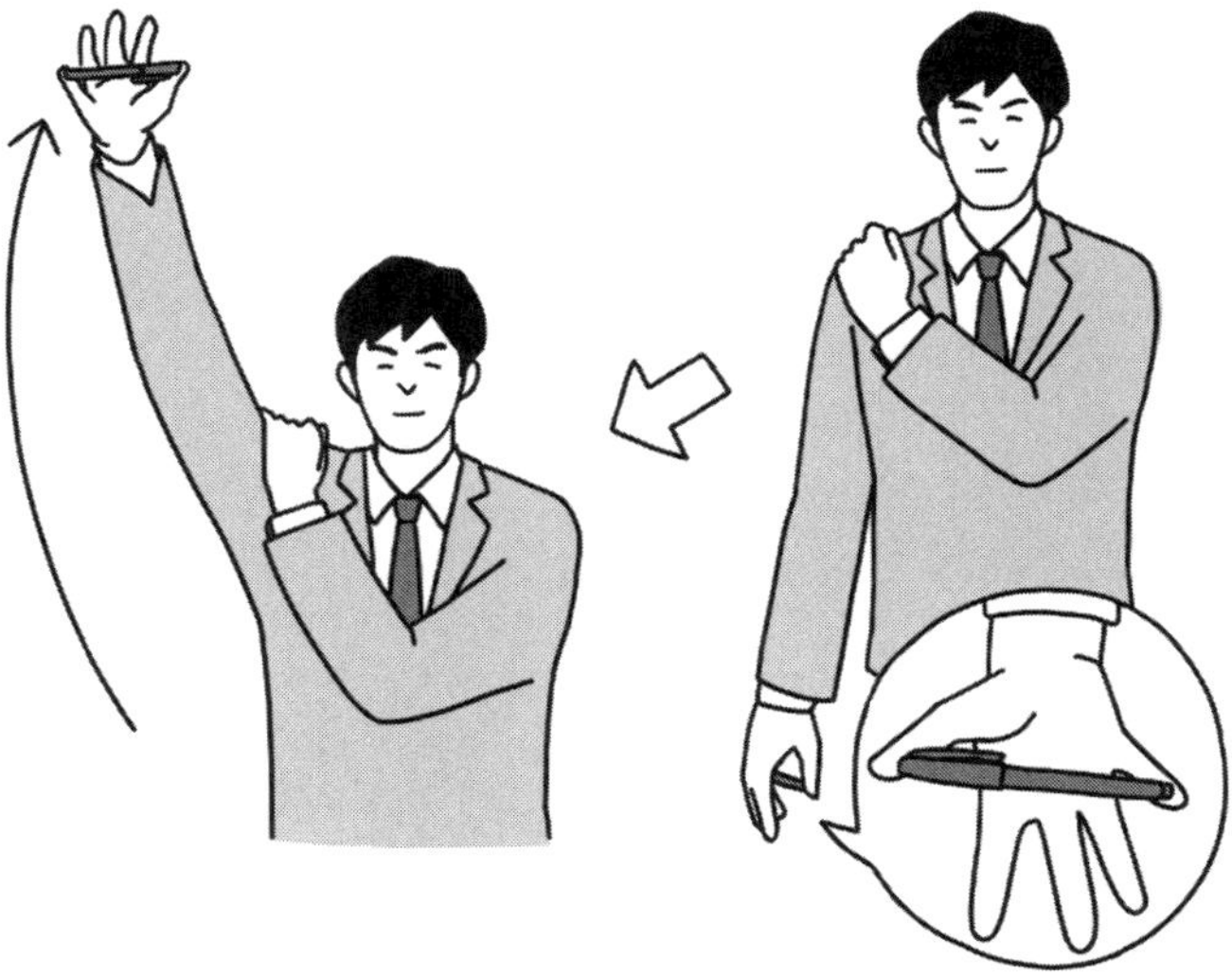

キャップのついているペンを親指と小指で挟んで、小指に少し力を入れながら腕を真横に上げ（もう片方の手で肩が上がらないように軽く押さえる）上まで上げたらゆっくり戻す。片側3回ずつ行う

安定感の秘密は内臓にある

髙田社長との対談の中で、もっとも興味深かったのは、食に関するお話です。

なぜなら、それは多くの現代人が失ってしまっている「内臓感覚」に関係する話であったからです。

「どんなにおいしいものであっても、腹八分目で、お腹いっぱいになる前で食べるのをやめる」

食べ物を残すという点については賛否両論あるかもしれませんが、身体性という観点で、これはすごいことです。

実は、髙田社長のお話をお伺いしてから、私自身も時々これを実践させていただいています。そうすると、どんなことが起こったとおもいますか？

「最後の一口を残すんだ」と決めると、その最後の一口に向かっての一口一口を、とても大事にいただくようになるのです。

逆説的ですが、食べ物そのもの、あるいは食べるという行為を、とても大事にするようになりました。

スマホやテレビを見ながらの食事では、腹八分目でストップして最後の一口を残すということは絶対できません。

最後の一口に向かっての内臓との対話をストーリーとして楽しむような感覚です。

「内臓との対話」といわれても、それを普段意識することがないので、ピンとこないかもしれません。

ここでは、内臓感覚をとり戻すためのワークをご紹介します。

内臓感覚というと、ちょっとあやしい、おまじないみたいなもの？　という印象を持たれる方がいらっしゃるかもしれません。

内臓感覚は、脳神経の一つである迷走神経に支配されています。

内臓は自動制御なので自分で意識的に動かすことはできませんが、その中に多くのセンサーがあるため感じることはできます。

われわれ現代人は内臓感覚を無視するようにして生きています。

普段の生活環境にストレスが多すぎて、内臓感覚が深く関係している『快不快力』をいちいち感じていると、すべてがいやになってしまうため、無感覚になって何もなかったことにしてやり過ごすしかないという状況なのです。

お客様が髙田社長を信じる理由

自分の身体にとって快適な分量の食事を常に心がけている髙田社長は、大人になっても内臓感覚を保ち続けている類い希な存在であるといえます。

髙田社長にとって重要な仕事の一つに「商品の選択」があります。

この商品であれば自信を持ってテレビの前のお客様に勧めることができる、おもわずテンションがあがってしまうような魅力がある、ということを瞬時に見抜かなければなりません。

それはデジタルの解像度のような数値化された判断基準だけを見ていてはできません。

この商品が、自分にとって、そしてお客様にとって「快か不快か」を判断するには、内臓感覚が研ぎ澄まされている必要があるのです。

一般的な言葉では、「直感力」とか「目利き力」といわれるものです。

また、内臓感覚は神経生理学では内受容感覚とよばれており、「今ここにいる自分の身体とつながる感覚」にも関係しています。

今ここにしっかりいてくれる相手には、「安心感」を持ちます。

つまり、テレビの前のお客様は、髙田社長の内臓感覚にもとづく「直感力」を信じて、「安心感」を持って商品を買うことができるのです。

内臓感覚をとり戻すことが鍵

内臓感覚は、とくに赤ちゃん力の『快不快力』『共鳴力』『顔面力』に関係します。
赤ちゃんは内臓感覚に鋭敏で、
お腹が空いたら泣く、
眠くなったら泣く、
心地悪いことがあったら泣く、
お母さんの機嫌が悪くても泣く、

そして、快適になったら笑う。

と自分にとっての「快不快」を常にモニターしていて、それを素直に表現します。自分一人では生きていけないためにそうしなければならないわけで、内臓感覚はまさに命綱となっているのです。

成長して、自分で自分のことができるようになり、「不快」を我慢することもできるようになることで、われわれは内臓感覚を失っていくのです。

人とコミュニケーションするときに必要以上に相手に気を遣って、自分らしさを伝えられないという方は、内臓感覚を失っている可能性があります。

ここで、内臓感覚をとり戻すためのワークをご紹介します。

やり方はとても簡単です。

おへそに手をあてるだけなので「おへそワーク」、別名「括約筋《かつやくきん》のワーク」です。

括約筋という言葉を聞いたことはありますか？

有名な括約筋としては「肛門」があります。

消化管の中にあるものを次に送り出す、「バルブ」のような働きをしています。

例えば、食道と胃の境目には「噴門《ふんもん》」。

胃と十二指腸の境目には「幽門《ゆうもん》」という括約筋があります。

そして、胆管と膵管から十二指腸へのつなぎ目にある「オッディ括約筋」は、〝胃腸のセンターである〟とボディワークでは考えられています。

おへそに手をあてて、オッディ括約筋を刺激することで、胃腸全体を通して、内臓感覚をとり戻す助けになります。


とにかく体験してみましょう。

おへそワーク

①まず、仰向けになってゆったりとくつろぎます。

枕が高すぎたり、ベッドがフカフカしすぎたりして、身体が折れ曲がるような姿勢にはならないように。

②そして自分の右手か左手をおへその上に置きます。

手を置いたままくつろいでいると、手の下に動きを感じるかもしれません。胃腸がギュルギュルと動くかもしれません。

何も感じられないとしても、「おへその下に内臓がある」ということに気づいていれば大丈夫です。

③そのまま3分ほどくつろいだら、手を離して休んでください。

身体はどんな感じでしょうか？

呼吸がゆったりして、緊張がほどけてゆるんだ感じがするとおもいます。

さきほどまでモヤモヤしていた気持ちも落ち着いて、自分をとり戻した感じがするかもしれません。

あまりに簡単なので拍子抜けしたかもしれませんが、普段われわれはこの感覚を失った状態で生活しているのです。

気持ちの伝わる声の秘密

おへそワーク

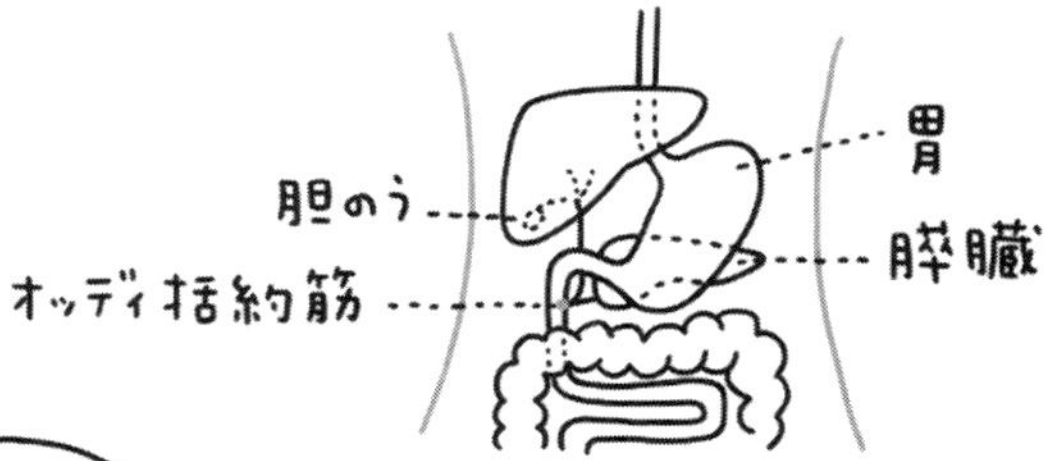

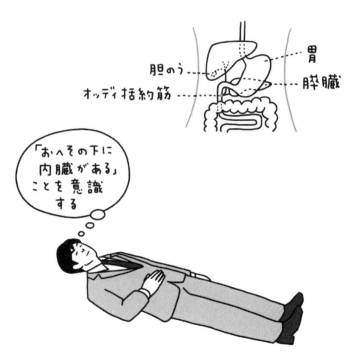

片手をおへその上に置き3分、くつろいだら手を離す

一人で寝転がって内臓感覚をとり戻すことができたら、次は、人を目の前にしたときにそれができる方法、「おへそワーク」実践編です。


座ったままでも、立った状態でもできます。

右手でも左手でも構いません。

ただ、おへそに手を置くだけです。

おへそより、下腹のほうがしっくりくるというのであれば、それでも構いません。

とにかく自分の気持ちが落ち着くように手を置いてください。


歌いながらお腹に手をあてる歌手がいますよね。あの感じです。

あれは、お腹の筋肉を意識して腹圧をかけて息を吐きやすくする、声を出しやすくするという効果がありますが、それ以外にも内臓感覚が生まれることで表情や声に感情が込めやすくなるという効果もあるのです。

カラオケが好きな人であればその感じがわかるはずです。

ここで実験してみましょう。

自分の気持ちを込めて言葉を伝えるのは難しいものです。

まずは何もない状態で、「本当にありがとう」といってみてください。

今度はおへそに手をあてて同じことをやってみましょう。

1回で違いがわからなかったら数回行ってください。

最初は固まっていた顔や声の表情がだんだんやわらかく、豊かになっていくのが感じられるのではないでしょうか。

そんなふうに気持ちをいれて言葉を出したのは、随分久しぶりという方も多いでしょう。

これが、髙田社長の「内臓ボイス」です。

高い声であっても、内臓感覚が伴っているので、気持ちがしっかり伝わるのです。

とにかく実際に使えるようになることが大事です。

いきなり苦手な上司と接するときに「内臓ボイス」を試しても、最初はうまくいかないかもしれません。

もう少しハードルが低いところからやってみましょう。


お店の店員さんと会話をするとき。

気のすすまない内容の電話をしなければならないとき。

立食パーティのような状況で、開始早々に帰りたくなったとき。


本当にどんな状況でも試すことができます。なにせおへそに手を置くだけですから。

ゲームのような感覚でそんなことを繰り返しているうちに、そもそも上司のことがあまり苦手と感じなくなった、というようなことも起こります。

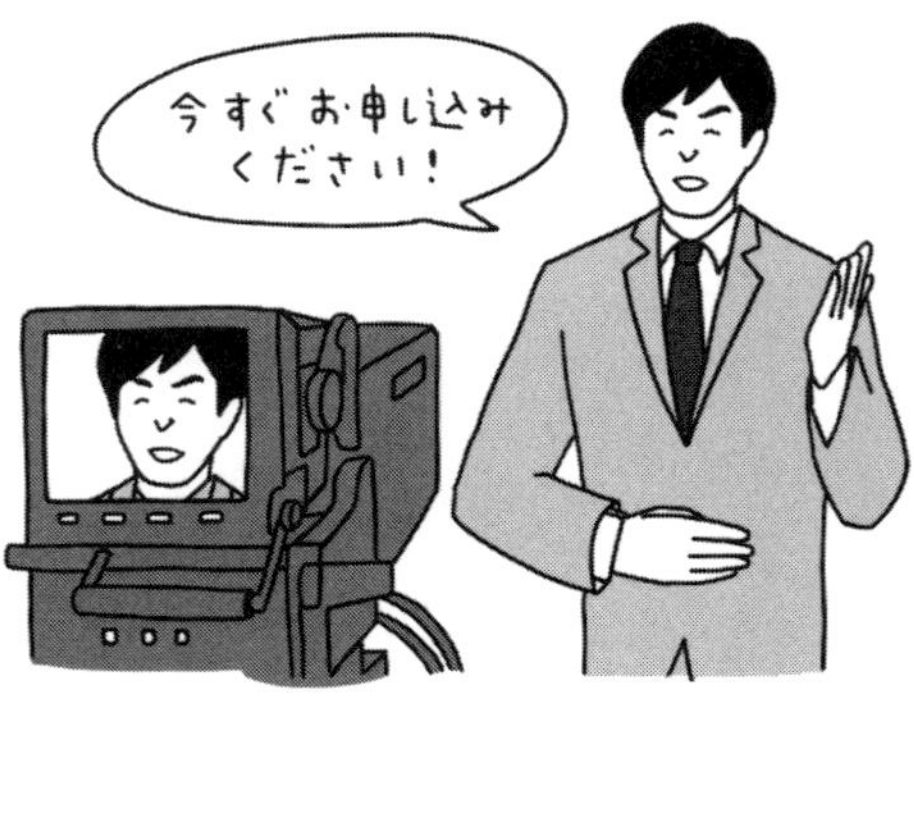

内臓感覚は脳神経の一つである迷走神経支配なので、「内臓ボイス」は脳幹リセットの効

果的な方法となり、気分を切り替えたいときにも有効です。

「ずっとおへそに手を置いているなんて変じゃないですか？」

それが意外と大丈夫なのです。とくに座っている場合はまったく不自然ではありません。慣れてくれば、〝おへその奥に内臓があることを思い出す〟だけでも反応できるようになりますが、それでも時々は実際に手を置いてみることをお勧めします。

安心感のある中で、自分らしさを素直に表現できると、コミュニケーションが楽しくなり、人間関係におけるストレスもグンと減ることになるのです。

髙田社長の「ブレないあり方」

対談の中にあるとおり、髙田社長は世阿弥の思想に、自らのあり方を重ねて深い共感を示されています。

直接お会いして強く感じたのは、世阿弥の「我見、離見、離見の見」でいうところの、「我見」の感覚をはっきりと持っている、

どんなときでも自分視点を失わないので、
非常にどっしりと落ち着いていて、
外からどんな予測不能な刺激がきても、
自分がブレることなく余裕を持って対応できる。

ということです。
佐世保の小さなカメラ店から始めて、次々と新しい分野をとり込みながらも軸をブレさせることなく、これまでにないメディアミックスを完成させたという経歴しかり。

禅僧のように深く落ち着いた雰囲気を持ちながら、
周りにいる人たちへの目配りを忘れず、
そこにいるみなの面白いところを引き出して楽しもうという、
知的好奇心とサービス精神。

髙田社長の卓越した「〝我見〟力」は、少年のように深く澄んだその目に象徴されていると感じました。

自分の中の深いところからキラキラした目で外の世界を楽しそうに見ている。

これはまさに赤ちゃんが体験していることです。

誰もが赤ちゃんのときは、自分の中にしっかり収まってそこからキラキラした外の世界に出会っていました。

しかし、大抵の人の場合、周りの目が気になる思春期の頃に、その感覚を失ってしまうとされています。

自分自身とつながる感覚を保つよりも、人からどう見られるかということを優先させるのです。

その結果、自分の中から外の世界を見る感覚、「我見力」を失ってしまうのです。

我見力がない状態で、外から相対的に自分を見ても、それはあたかも他人事《ひとごと》を見ているような感覚です。

心理学的には、「解離《かいり》」（今ここに自分がいない）といわれる状態にあり、神経生理学的には、「凍りつき」（無感覚で反応できない）になってしまうのです。

今ここにいない。

何をいわれても反応できない。

こんな状態で人とつながることは難しいのです。

我見のワークで自分をとり戻す

では、自分の中から外の世界を見る感覚を体験するには、どうすればいいのでしょうか？

実は、簡単な方法があります。

能面をかぶればいいのです。

お面に開いた目の穴から向こう側を見ていると、自然に落ち着いて内省してきます。

能楽師（ワキ方《かた》の下掛宝生流《しもがかりほうしょうりゅう》）の安田登《やすだのぼる》さんに教えていただいたのですが、能のシテ方は舞台に出る前に能面をつけて鏡に映る自分の姿をじっと見る時間をとります。まずは自分自身としっかりとつながって、役になりきる準備をするということなのです。これは、まさに我見をとり戻す、我見を確認しなおすプロセスになっているといえます。

もちろん、本物の能面でなくても大丈夫です。屋台で売っているようなお面でも結構ですし、マスクに穴をあけて、仮面のようにする方法もあります。

ここでは、道具がなくてもできる簡単な方法をご紹介しましょう。

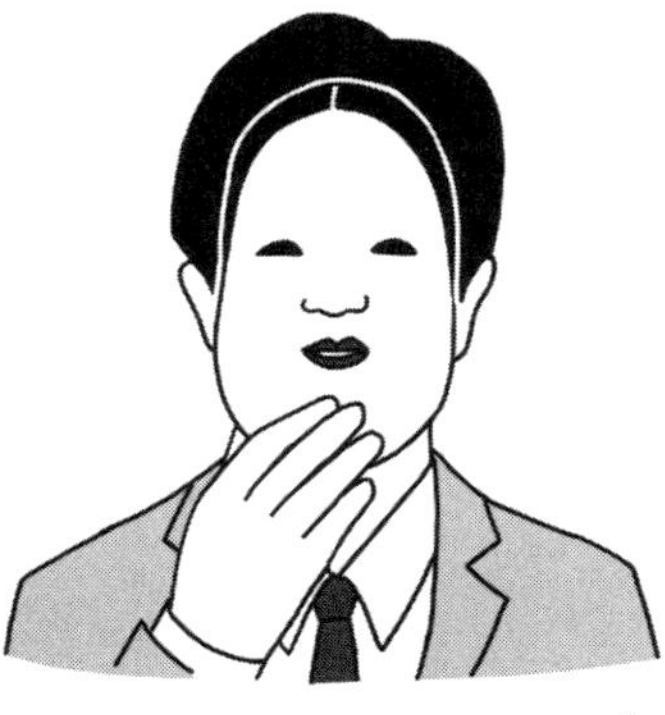

我見ルックのワーク

①両手を目の前に持ってきます。このとき、5ミリ程度の隙間ができるように指と指の間を少し開きます。

すると、たて格子の窓から外を見ているような感じになります。

②この状態でしばらく外の世界を眺めてください。

自分の家の中にいてゆったりくつろぎながら、窓から外の世界を見ているような感覚になります。

この状態を「我見ルック」と覚えておいてください。

現代人は自分の身体の感覚とつながっていないので、そもそも自分の家の中にいない状態、意識が自分の身体から外に出てしまっているのです。

こんな状態のときは「我見ルック」を試してください。

パソコンに向かって仕事をしていても集中できないとき、我見ルックで画面を見ると、集

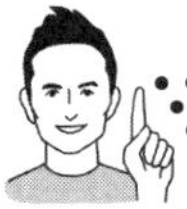

高田社長のブレないあり方

我見ルックのワーク

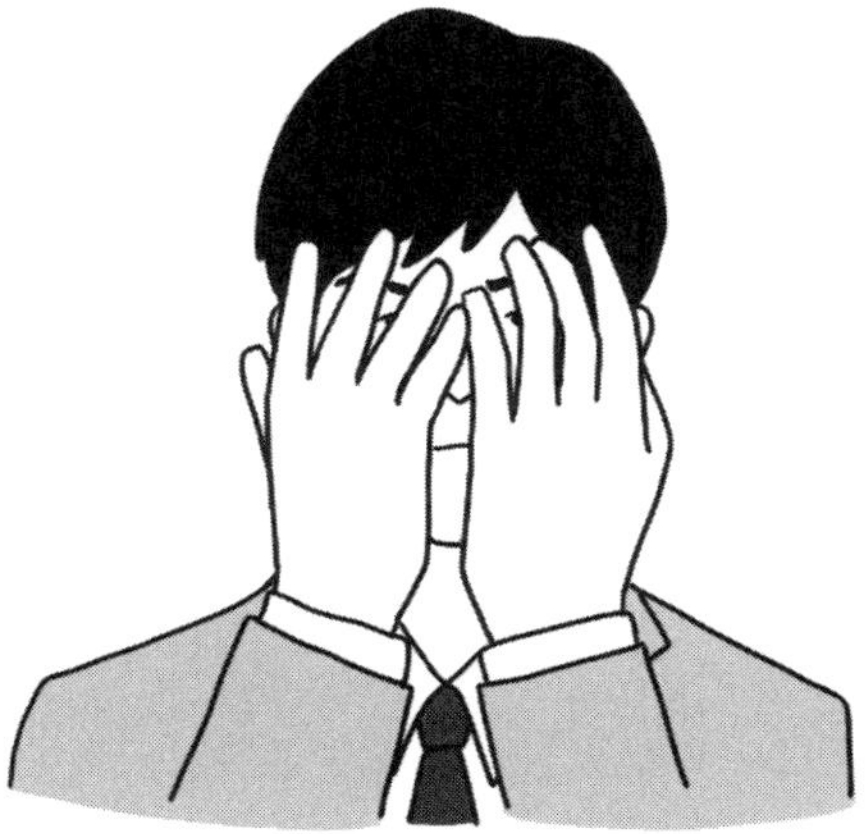

両手を顔の前に。指の間を５ミリ程度に少し開き、たて格子の窓から外を見るような感じで、しばらく外の世界を眺めると、集中力が高まる

中力が高まります。

人と目を合わせて話すのが苦手な人は、お友達に協力してもらい、我見ルックで、至近距離にいる相手の目を見る練習をしてください。

自分は家の中にいて、窓から外にいる相手を見ているような感覚になじむと、手で目を覆わなくても我見ルックができるようになります。

面と向かって話をすればいつもけんか腰になってしまうご夫婦にも、我見ルックはお勧めです。今までなぜ不毛な言い合いをしていたのだろうと不思議におもえるほど、スムーズにお互いの言い分を伝え合うことができます。

逆にいうと、「我見のない状態」でいくら話し合っても、コミュニケーションは永遠にすれ違います。

髙田社長も、赤ちゃんも、人を引きつける魅力は、まずは自分としっかりつながっているということなのです。

第４章　達人に学ぶ脳幹リセットワーク　〜バランス名人編

◎栗山英樹監督～「コアマッスル名人」

栗山監督が信頼される理由

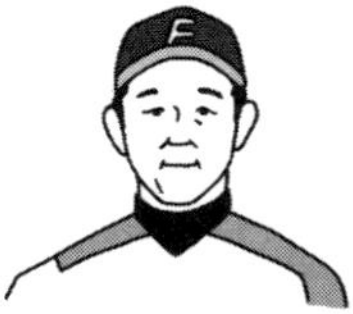

本章では、「赤ちゃん力」の中でも、われわれ大人にもとっつきやすい『バランス力』の名人お二人をご紹介します。

お一人めは、栗山英樹《くりやまひでき》監督（2012年～現在、北海道日本ハムファイターズ監督）。シビアな球団経営で知られる日ハム監督に就任してから、わずか5年の間に2度のリーグ優勝を果たすという実績で、指導者としての能力は折り紙付き。

そして、何より印象深いのは、日本球界には入らないと明言していた大谷《おおたに》翔平《しょうへい》選手を日ハム入りに導いたこと。

大谷選手自身に「栗山監督でなかったら入っていない」とまでいわしめた魅力の秘密はどこにあるのでしょうか？

大谷選手だけでなく、多くの若手選手の才能を引き出したことでもよく知られ、「理想の上司」ランキング入りも果たしています。

栗山監督といえば、スポーツキャスター時代の、身振り手振りを使った、熱心でわかりやすい解説が印象的。

「ナンチャン（南原清隆《なんばらきよたか》さん）、それはね……」

と語る表情は、さながら熱血教師のようでした。

人の心を動かす熱い情熱がありながらも、それを冷静に伝える落ち着きもある。

「この人にならついていきたい！」とおもわせる魅力の秘密は、「情熱」と「落ち着き」の絶妙なバランスにあります。

そして、そのバランス感覚は、栗山監督ご自身の身体性に見事に表れているのです。

ポイントは「呼吸」と「姿勢」

監督になってからは、ご自身が表舞台に立つことの少ない栗山監督ですが、スポーツキャスター時代の熱い語り口調は、今でも印象に残っています。

しかし、どれだけ熱くなっても常に落ち着いているので、話の内容がわかりやすい。

また、こちらに何かを押しつけようとするところがないので、とても受け入れやすいのです。

その秘密は栗山監督の「呼吸」と「姿勢」にあります。

熱くなってテンション上がりっぱなしの人と一緒にいると、こちらは疲れて、話を聞く余裕がなくなります。

テンション高すぎな人は「呼吸」が乱れて荒くなっています。

自律神経系の働きである「呼吸」の状態は周りにも伝播します。

呼吸が荒い人と一緒にいるとこちらも呼吸が乱れて、上気して疲れてしまうのです。

栗山監督は、どんなに熱く語っていても、呼吸が安定しています。

こちらにその安定感が伝わってくるので、情熱と信頼を一緒に受けとることができるのです。

そして、「姿勢」について。

熱心に何かを人に伝えようとするとき、つい、われわれは〝前のめり〟になりがちです。

恋人など特別な存在でもない限り、相手にあまり前のめりで来られると、「暑苦しい」「重苦しい」「押しつけがましい」と感じます。

そうなると、相手のことが不快になり、話を聞こうという気持ちも失せます。

栗山監督は、どんなときでも「地に足がついて」います。

興奮して、自分を見失うようなことがありません。

地に足がついているから、「姿勢」が常に安定していて、熱くなっても、前のめりにはなりません。

前のめりの押しつけがましさがないので、その情熱を素直に受けとることができるのです。

栗山監督の「情熱と落ち着き」のバランスは、「呼吸と姿勢」という身体性に裏付けられたものなのです。

「みぞおち」の詰まりがネック

栗山監督のゆったりした呼吸と安定した姿勢。

実はこれらは多くの現代人が失っているものなのです。

ここで、実際にそれを体感してみましょう。

スマホかパソコンがあったら、その画面を凝視してみてください。

……………………。

前のめりになって、身体が緊張するはずです。

呼吸はどうでしょうか？

みぞおちのあたりが、グッと詰まって呼吸が浅くなっている。気がついたら息を止めているかもしれません。

われわれは日常の多くの時間をこの状態で息を詰まらせて過ごしているのです。なぜ、そんなふうになってしまうのでしょうか？

目を使いすぎることで頭が前に出て、手を使いすぎることで肩が前に出るため、みぞおちが圧迫されます。

みぞおちの奥には、安静時の呼吸運動の約8割を担っている「横隔膜」という筋肉があり、この筋肉が圧迫されることで呼吸がスムーズに行えなくなっています。

また、横隔膜の上には心臓が乗っており、すぐ下には胃がぶら下がっているため、横隔膜の緊張は、循環器系、消化器系の機能不全をもたらし、その結果、心も身体も元気を失ってしまうのです。

実は、赤ちゃんは横隔膜がとても柔軟で、やわらかい呼吸をしています。
プロスポーツ選手のトレーニングメニューとして、「赤ちゃん呼吸」が注目されているほどなのです。

ここで、とても簡単に横隔膜をゆるめて呼吸を自由にする方法をご紹介しましょう。

横隔膜を伸びやかにするワーク

座ったままでも、立った状態でも構いません。

かかしのポーズのワーク

①両腕をかかしのように左右に広げます。

②腕が左右に伸びたら、手の平を前側に向けます。

このとき、肘が突っぱるほど頑張って伸ばしすぎないように。
肩の高さより指先が少し下がるぐらいで大丈夫です。
中指が遠くに伸びるような感覚を持つと、肩の力がうまく抜けます。

かかしのポーズのワーク

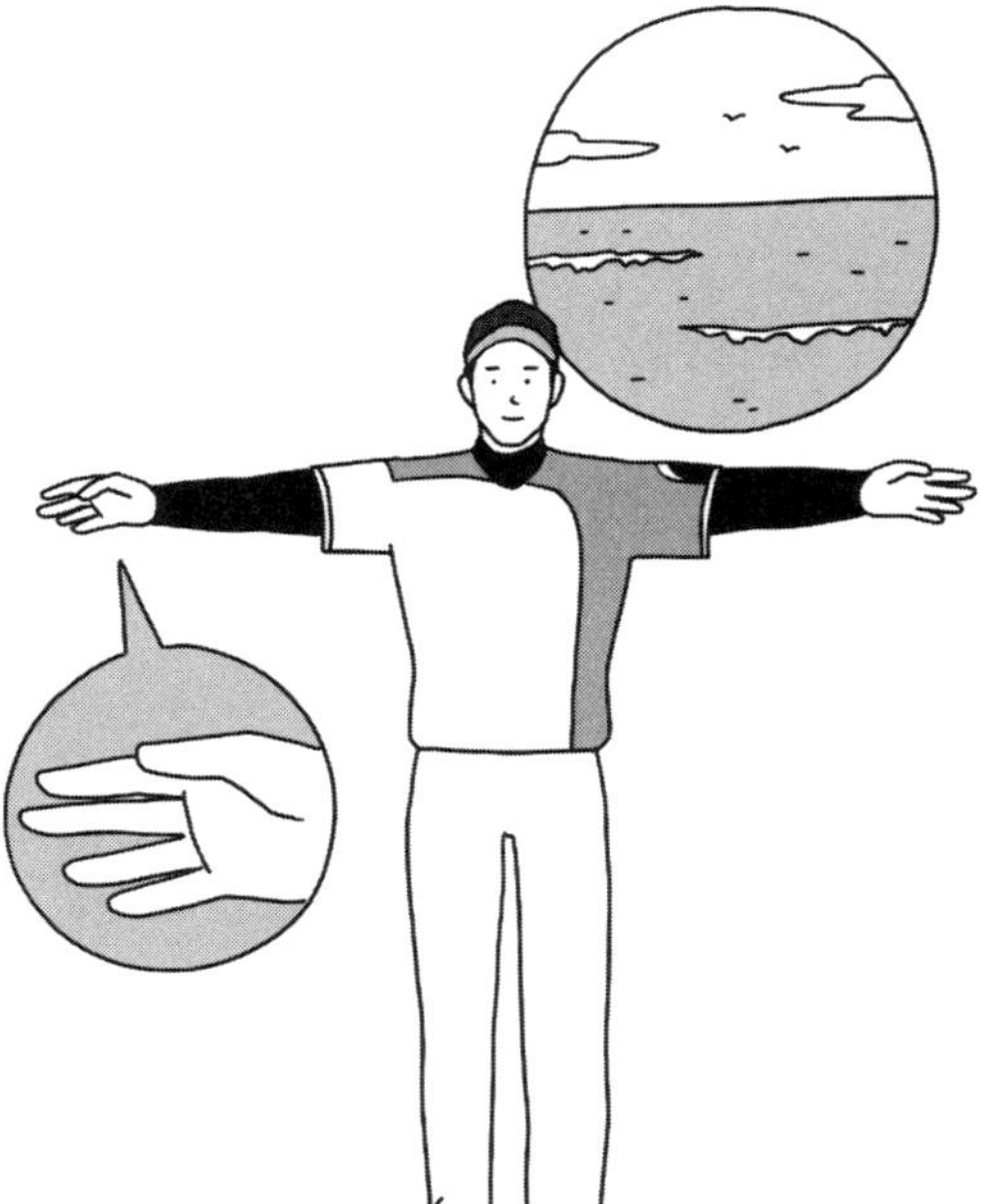

かかしのように両腕を左右に広げ、手の平を前側に向けます。視線は海の水平線を見るイメージ。このポーズで30秒。横隔膜がひらき呼吸がゆるやかに

実はこれは胸をひらくための、クラシックバレエの腕のポジションです。

③視線は海の水平線を見ているように遠くに向けて、かかしのポーズのまま30秒ほどリラックスします。

呼吸がゆったりして、自然に胸がひらいてくるのを感じるでしょう。

このとき、みぞおちがゆるんで横隔膜も伸びやかになっています。

胸がひらくと自分の自然な感情や情熱が表現しやすい状態になります。

このとき、呼吸がゆったりしていることで、相手に安心感を与えながら表現することができます。

栗山監督の「安心感のある情熱」により、選手は心動かされることになるのです。

大腰筋が固まると姿勢が崩れる

次にもう一つのテーマ「姿勢」について。

パソコン、スマホの凝視により、みぞおちが詰まると、鼠径部《そけいぶ》（股関節《こかんせつ》の前側）もギュッ

姿勢のくずれは「大腰筋」の拘縮《こうしゅく》が原因

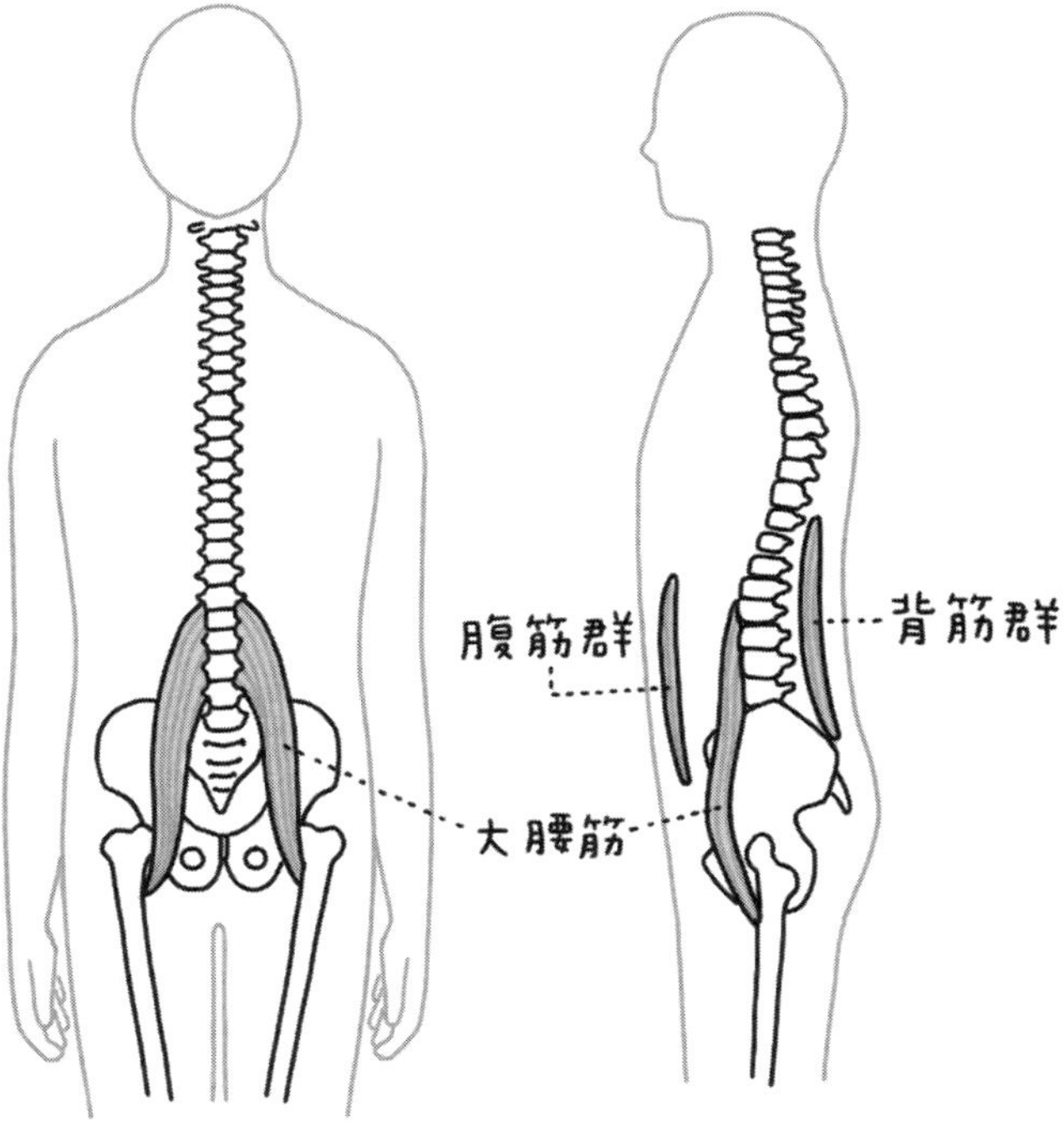

大腰筋は一度固まるとストレッチやマッサージの効果が届きにくい。姿勢のくずれ、腰痛の原因としても関与

と固まります。

これは、みぞおちの奥にある「大腰筋《だいようきん》」という筋肉の拘縮《こうしゅく》が原因です。

大腰筋という名前はどこかで聞いたことがあるのではないでしょうか？

大腰筋は、腰椎《ようつい》（背骨の腰の部分）の前側から下り、左右の大腿骨《だいたいこつ》の内側に付着する長い筋肉。

おもに「股関節の屈曲《くっきょく》（膝を持ち上げる）」と、「姿勢を支える」という2つの働きを持ち、「地に足をつける」ためにもっとも大事な筋肉とされています。

子どもが走り回って疲れても、すぐに元気になるのは大腰筋がしなやかだから。

赤ちゃんが、上手に寝返りをうったり、ハイハイできるのも、大腰筋がプルプルでフレッシュだからなのです。

逆に、ここが固まって短くなると、背骨が前方、下方にひっぱられて、お年寄りの前かがみ姿勢になります。

また、腰痛の大きな原因の一つとして、大腰筋の機能不全が関与していることも知られています。

しかし、身体の奥にある大腰筋は外から働きかけることが難しいため、一度固まってしまうとなかなか自由にならず、ストレッチやマッサージの効果が届きにくいのです。

そして、大腰筋が固まり続けることで姿勢が崩れ、前かがみ姿勢となり、「地に足がついた」安定感を失ってしまいます。

では大腰筋のしなやかさを保つにはどうすればいいのでしょうか？

簡単で即効性のある３つのワークをご紹介しましょう。

しなやかな大腰筋をとり戻す

まずは、「片足ぶらぶらワーク」。

大腰筋には、２本の足と背骨をつなぎ姿勢を維持する役割があります。

また歩くときは、持ち上げる側の足では股関節を屈曲させると同時に、地面を踏むもう一方は片足立ち姿勢を支えるために働きます。

つまり、常に働き続けているので休む暇がないのです。

大腰筋に休息を与えつつ伸びやかさをとり戻すには足と地面との接触をなくし、足の重さを使って大腰筋にストレッチをかける方法が有効です。

具体的には、台などに乗り、片方の足を宙に浮かせてぶら下げるという方法。

片足ぶらぶらワーク

①踏み台を使う、本を重ねる、または階段や玄関など、20センチほどの高さの段差で行います。

②壁に近い側の足を段差に乗せてまっすぐ立ち、もう片方の足は宙に浮く状態に。

すると足の重さで大腰筋が自然に伸びます。

③片方の手を壁に添えてバランスをとり、大腰筋が伸びていることを感じながら浮いた足を1分間ほどぶらぶらさせます。

一般的な股関節伸展のストレッチだと、効いているのは表面の筋肉だけということも。

その点、片足ぶらぶらワークでは、特別に意識しなくても大腰筋を自然に伸びやかにすることができます。

片足が終わったら一度、両足で床の上に立ってみましょう。

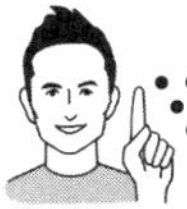

栗山監督の安定感

片足ぶらぶらワーク

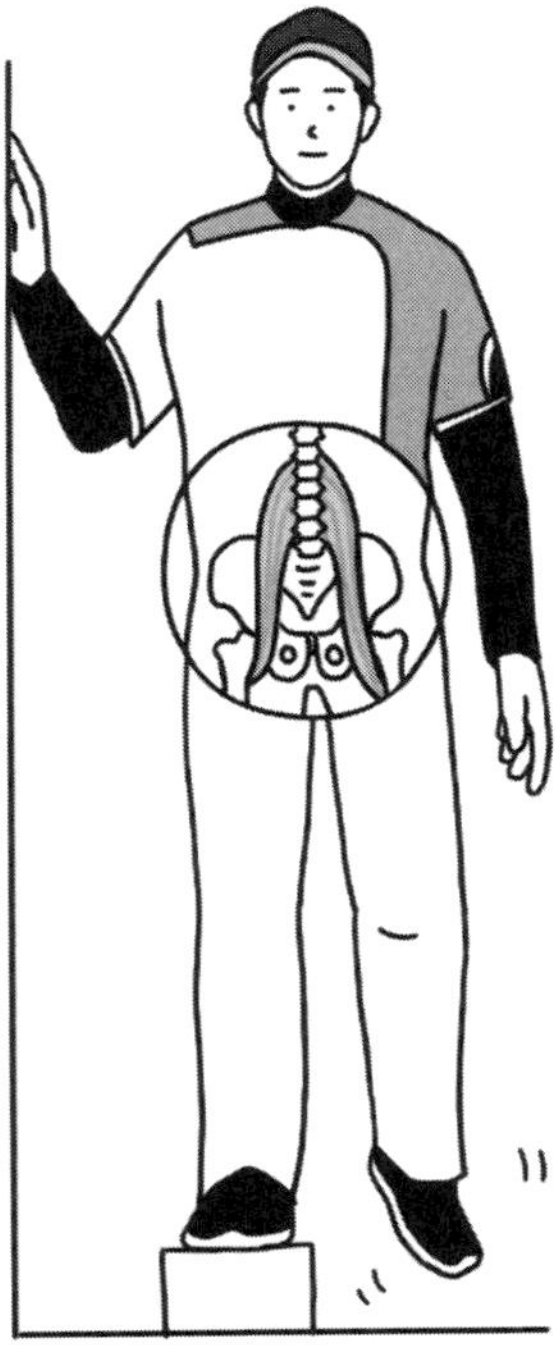

踏み台や本などで20センチほどの高さをつくる（階段や玄関など段差のあるところでもOK)。壁に手を添え、片方の足が宙に浮く状態にして、大腰筋の伸びを感じながら１分ほどぶら下げる

大腰筋の伸びた側の足が長くなり、同じ側の腰が軽くなっているのが感じられます。

大腰筋が伸びやかになる状態が確認できたら反対側も同様に行います。

次は、「腿《もも》上げワーク」。

大腰筋は歩く動きの中で自然に働きます。

足を上げた側の大腰筋が縮んで短くなる一方、地面に下ろした側の大腰筋は長くなります。

座りっぱなしで固まったまま動かなくなった大腰筋に伸びやかさをとり戻すには、「短くなる」と「長くなる」の動きを強調して行う「腿上げワーク」が有効です。

片方の足が地面につくと逆側の足がふわっと持ち上がるイメージが大事。

腿上げワーク

①視線を遠くに向けたまま、腿を交互に上げます。
ポイントは上げる側の足よりも、地面に下ろす側の軸足がしっかりと伸びる意識を持つこと。かかとを地面にしっかりと下ろすようにすることも大事です。
②腿上げを行いながら、ゆっくり20歩ほど前に進んでみましょう。

腿上げワーク

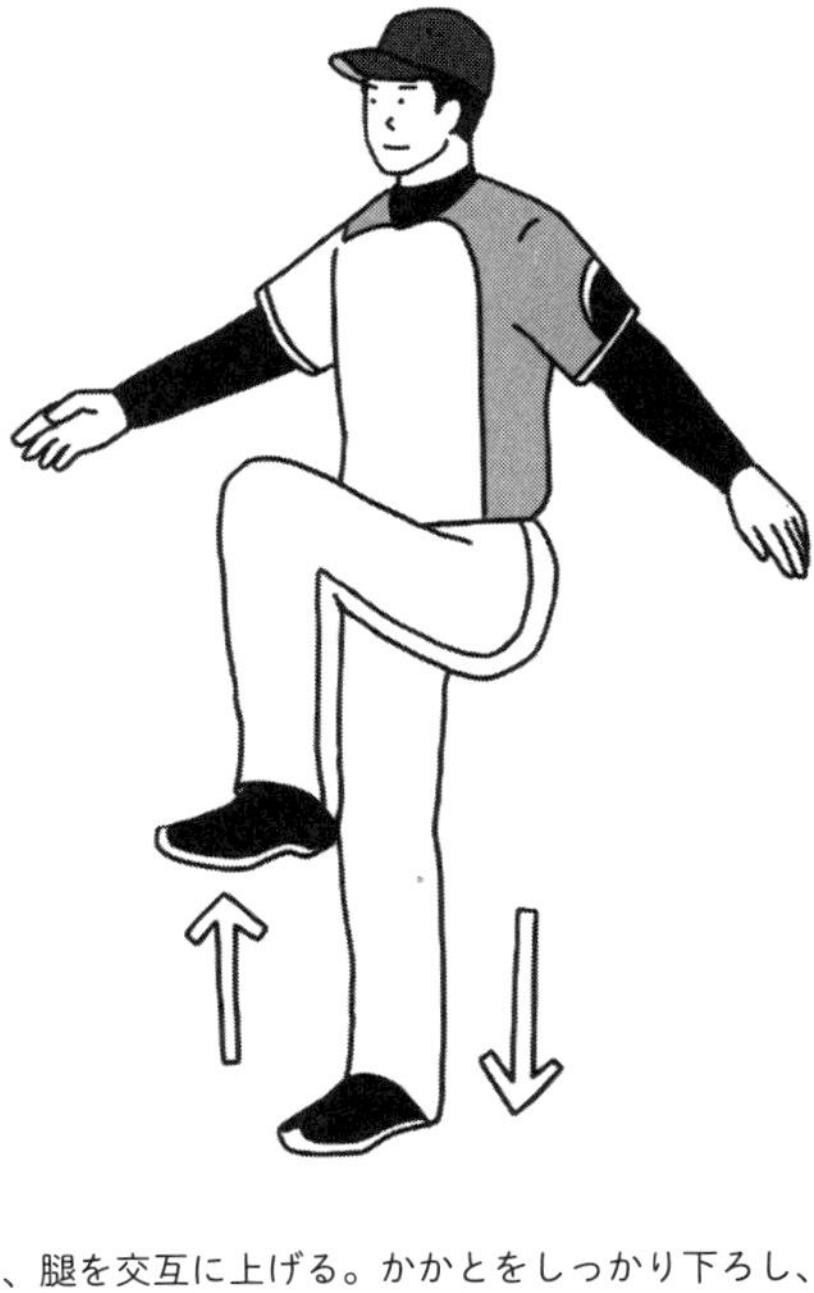

視線は遠くに、腿を交互に上げる。かかとをしっかり下ろし、地面に下ろす側の軸足がしっかりと伸びる意識を持つこと。ゆっくり20歩ほど前に進む

背筋が自然にスッキリ伸びて腰も軽くなり、また地に足がついてどっしりした安定感が出てきます。

地に足がついた安定した姿勢は、自分にも相手にも「落ち着き」の感覚を与えます。

ここで、頭はどうでしょうか？　ボーッとしているか、スッキリしているか。

実は、姿勢維持のために働く筋肉の状態は、脳の覚醒と関連があることが知られています。

姿勢がシャッキリしている人は、頭も冴えていますよね。

最も大事な姿勢維持筋の一つである大腰筋の状態を整えることは、とても効果が実感しやすい脳幹リセットの方法なのです。

栗山監督の、冷静沈着でブレない「安定感」、瞬時にものごとを判断し、それを言語化する「頭の回転の速さ」は、伸びやかな大腰筋に裏付けられているといえるのです。

横隔膜と大腰筋のバランスが大事

「片足ぶらぶら」と「腿上げ」の２つのワークで、普段は固まっている大腰筋が伸びやかになりました。

しかし、デスクワークなどをしていると、その伸びやかさは、また失われてしまいます。

その理由の一つに「緊張により呼吸が詰まっていること」があります。

さきほど、スマホやパソコンを凝視すると呼吸が詰まることを体感していただきました。

「呼吸が詰まると、大腰筋が固まる？」

不思議に感じるかもしれません。それには身体の構造上の理由があります。

実は、呼吸運動を司る横隔膜と姿勢を安定させる大腰筋は、みぞおちの奥でつながっていて、相互にひっぱり合い、バランスをとり合っています。

つまり、

「呼吸が詰まり横隔膜が固まると、大腰筋も固まって姿勢が崩れる」

「姿勢が崩れて大腰筋が固まると、横隔膜も固まって呼吸が詰まる」

ということなのです。

坐禅の道元禅師《どうげんぜんじ》の教えに、

「調身《ちょうしん》、調息《ちょうそく》、調心《ちょうしん》」

という言葉があります。

「姿勢が整うことで呼吸が整い、呼吸が整うことで心も整う」

ということですが、これには横隔膜と大腰筋の構造的なつながりが関係しているのです。

栗山監督の所作を拝見していると、「横隔膜と大腰筋」のバランスが絶妙なのです。

ここで、読者のみなさまにもこの感覚を体験していただきます。

なんと、「かかしのポーズのワーク」と「腿上げワーク」を合体させることでそれが可能になります。

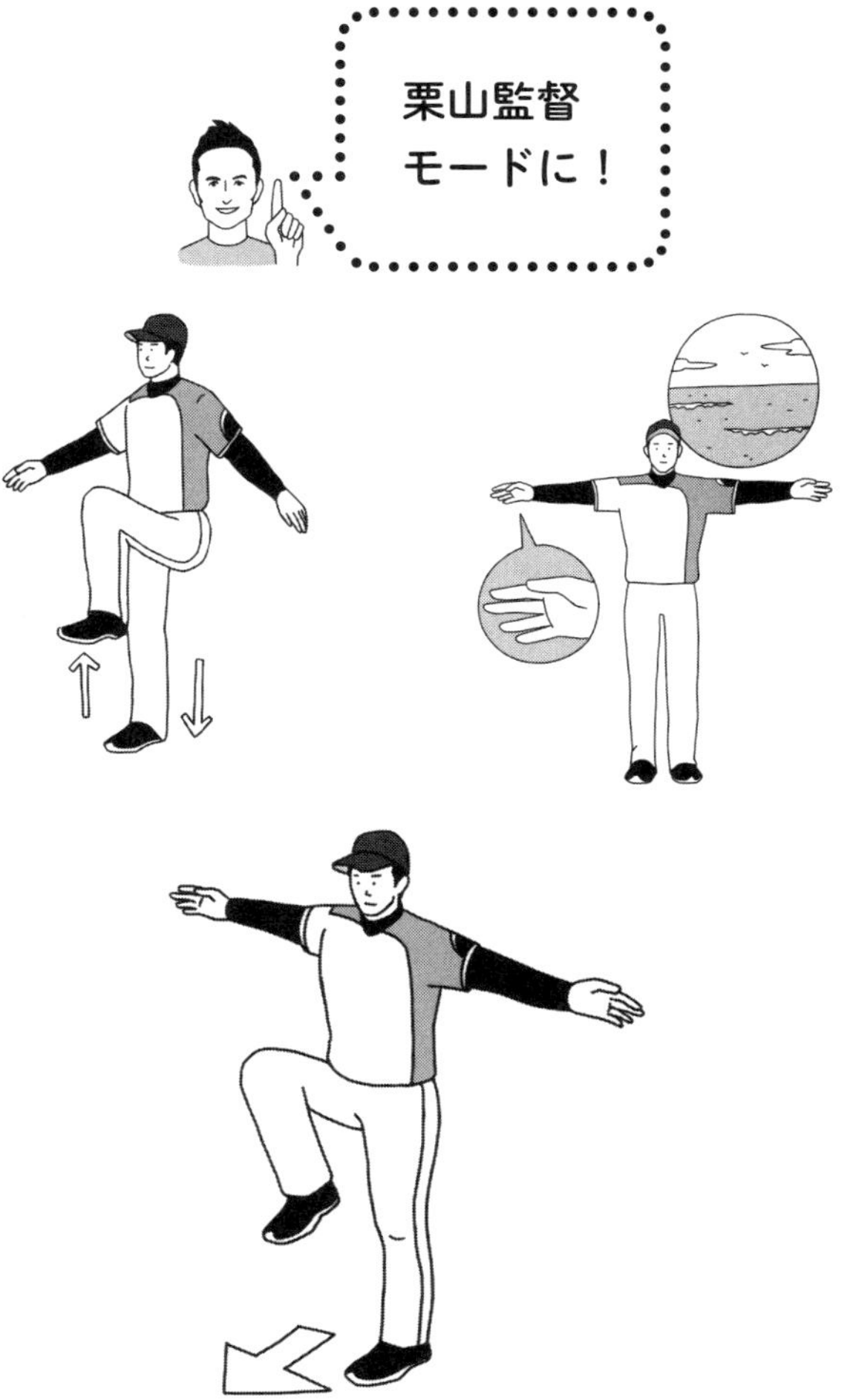

「かかしのポーズのワーク」と「腿上げワーク」の合体で「横隔膜と大腰筋」のバランスが整い、心身ともにリフレッシュ

かかしのポーズのワークの腕のポジションをとったまま、腿上げで前進するだけです。30秒ほど続けると、心も身体もスッキリして、人と楽しく出会おうという元気が出てきます。

デスクワークの合間、これから大事な会合があるときなどにぜひお試しください。

みぞおちの奥をより伸びやかに

「横隔膜と大腰筋のバランス」をより強力にとり戻したいという方には、「テーブルのワーク」がお勧めです。

横隔膜と大腰筋がつながるみぞおちの奥を、より伸びやかにするには、逆四つ足の姿勢が有効。

テーブルのワーク

①仰向けのまま足と腕で身体を持ち上げ、４本脚のテーブルのような形をつくります。このとき背中のラインはできるだけ床と平行に。

腕と足のサポートをつくることで意識せずとも、通常のストレッチでは働きかけることが

テーブルのワーク

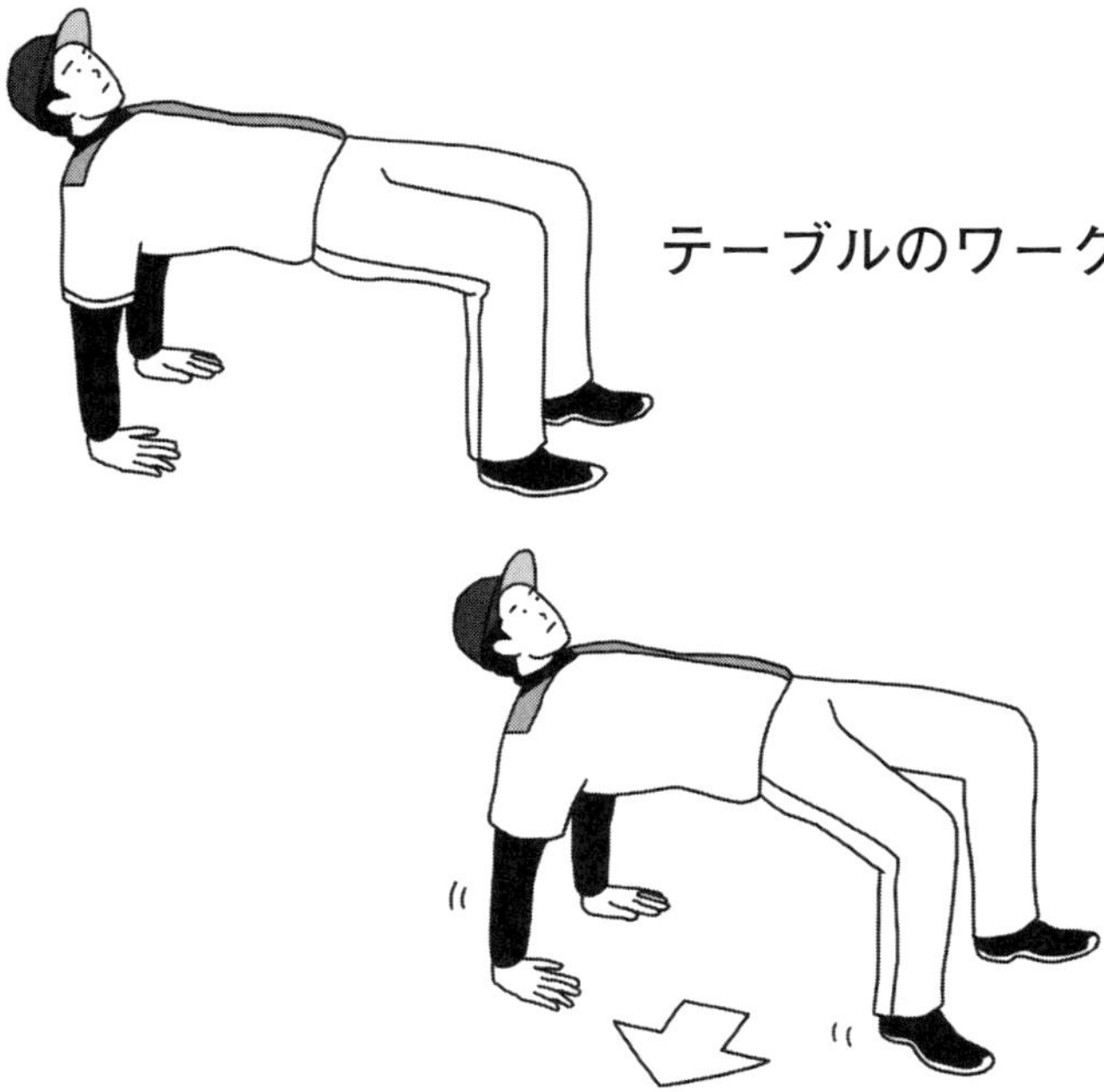

図のような形をつくり（背中はなるべく床と平行に）右手右足を同時に右に1歩出し、次に左手左足を同時に右に1歩、身体全体を右にスライド。同じようにさらに2歩右に進んだら、今度は左側へも同様に動く

難しいこの部位を自然に伸ばすことができます。

②この姿勢を保ったまま、右手右足を同時に右に1歩出し、次に左手左足を同時に右に1歩、身体全体を右にスライドさせる。

③同じようにして、もう2歩右に進んだら、今度は左方向へ、左手左足から3歩進みます。

息を止めると横隔膜が緊張し、そこにつながる大腰筋の始まりの部分が固まってしまうので、呼吸をとめないように注意してください。

左右にスライドする際に、胴体のテーブルを地面に対して平行に保つのが難しい場合は、腰の後ろを手で少し持ち上げるように誰かにサポートしてもらってください。

左右に3歩ずつスライドしたら、立ち上がります。

普段感じたことがないような、どっしりした安定感とすっきりした解放感があるでしょう。

ここで、目を閉じて、自分が栗山監督になって、いま目の前に大谷翔平選手がいるとイメージします。

そして、自分のチームになんとか大谷選手を入れたいという気持ちを持って、静かに目を開けて、目の前の大谷選手に語りかけるように次の台詞をいってみてください。

「大谷くん、ウチに来てくれないか」

おもいがけず、熱のこもった声と身振り手振りが出るかもしれません。

一方で、相手に安心感を与えるような落ち着きも保っているはずです。

スポーツキャスター時代の印象が強い方は、南原清隆さんを目の前にしたイメージで、

「ナンチャン、それはね……」

の台詞でも構いません。

今すぐに栗山監督のようになることはできなくても、横隔膜と大腰筋のバランスが整い、呼吸と姿勢が安定すると、普段はうわべの言葉だけのやりとりで、時に感情をぶつけ合ってしまう、というようなこれまでのコミュニケーションのあり方が、大きく変わるきっかけになることは間違いありません。

コミュニケーションがなんだかすれ違っているなあ、人と話すのがおっくうだなあ、などと感じたときに、ぜひ「横隔膜と大腰筋のワーク」をお試しください。

◎有働由美子さん～「脇づかい名人」

なぜか目が離せない有働さんの魅力

国民的人気アナウンサー、有働由美子《うどうゆみこ》さん。

女性アナウンサーには厳しい目を向けがちな世の女性たちからも、絶大な支持を受け続ける稀有な存在。

アナウンサーとしての高い技術と実績を持ちながらも、お高くとまったところがまったくない。

アナウンサーとは思えないような自由奔放な言動に、みんなが共感し、親しみを感じる。

何をしでかすかわからないところがあるため、どうしても有働さんのことが気になって、気がついたら好きになっている。

まさに、赤ちゃん力満載の有働さんのかわいらしさから目が離せないのです。

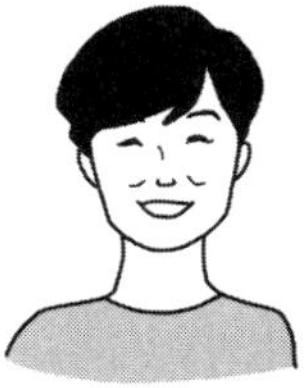

有働さんの魅力のポイントは、

肩肘張らない気さくな感じ。

自虐も辞さない懐の深さ。

型にはまらない自由な無邪気さ。

実は、これらの要素はすべて、有働さんのある身体性に裏付けられたものとなっています。

有働さんのハンパない動きに注目

テレビで有働さんを見る機会があれば、一度じっくり観察してみてください。

デスクの向こうで座っている姿を見ることが多いですが、ハンパなく胴体が動いています！

前に傾いたり、後ろにのけぞったり、左右にゆれたり。

相手を見るときは視線だけではなく、胴体全体をグルッとそちらに向けるように回転します。

そんなアナウンサーは有働さん以外にはいません。

他のアナウンサーの方とは身体の動きがまったく違います。

有働さんの胴体のハンパない自由自在さには、身体のある部分への意識づけが関係しています。

それは「脇」。

もう少し詳しくいうと、私の専門であるボディワークで「サイドライン」とよばれる部位です。

身体の側面にもさまざまな筋肉が付いており、これらの筋肉は筋膜《きんまく》という組織を介して一つながりになっています。

このつながりがサイドライン。

ジャージに入った両側のラインのイメージです。

では、胴体の自由な動きに「サイドライン」がなぜ関係するのでしょうか？

サイドラインで立体的なボディに

われわれは日常生活の中で、身体の前面（胸とお腹）と後ろ面（背中）の筋肉だけを使いがちです。

とくに西洋人に比べて骨格自体が前後に薄い日本人はその傾向が顕著で、平面的で板のような体型が多くなっています。

一方、サイドラインを意識すると、自然と身体の横の筋肉群（頭部側面〜肩関節〜脇〜股関節〜脚部外側〜足部外アーチ）を使うことになるので、平面的で板のような状態から、筒状の立体的な身体になります。

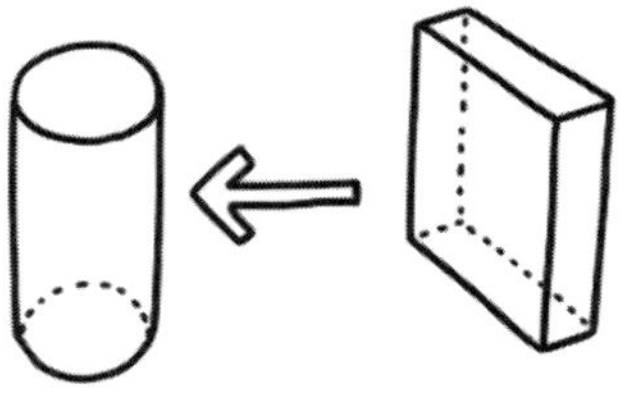

板は立てると倒れやすく、姿勢を支えるには常に前後を緊張させる必要があります。

一方、筒構造はバランスよく安定した姿勢を保てるため、頑張る必要がありません。

姿勢維持のために頑張る必要がないので、自由自在に動くことができるのです。

どんな状況でも、自由自在に胴体を動かすことのできる有働さんは、まさしく「サイドライン名人」といえるのです。

サイドラインを使うための最もシンプルな方法は「ジャージのライン」を意識すること。頭の側面から外くるぶしの下まで一本のラインが通っているとイメージし、左右のラインで自分の中心軸を支える意識を持ちましょう。

こんなに楽で居心地のよい姿勢があるのか、と驚くかもしれません。

腕や脚の動きもしなやかになり、姿勢を支えるために頑張ってないので気持ちにも余裕が出ます。

有働さんの懐の深さと変幻自在さはサイドラインの賜物なのです。

サイドラインのポイントは「脇」

「ジャージのラインを意識して」といわれても、最初は少し難しいかもしれません。

もっと簡単にサイドラインを目覚めさせる方法をご紹介します。

1つめは「脇」に働きかける方法です。

なぜ、脇が大事なの、と疑問におもうかもしれません。

少し説明させてください。


人間は二足歩行を始めることによって、腕をぶら下げるようになりました。

腕は、片方だけで約5キロあり、これを肩甲骨という骨が支えています。

肩甲骨というのは聞いたことがありますよね？

この肩甲骨を支える働きをしているのが脇の筋肉です。

ボディワークでは、サイドラインにある筋肉群のバランスをとるうえで、脇の筋肉が働いていることが大事とされています。

ところが、われわれ現代人はパソコンやスマホなど指先だけを使うことが多く、腕を大きく動かす機会が少ないので脇の筋肉が働かずに固まってしまっています。

では、どうすれば脇の筋肉をうまく使えるようになるのでしょうか？

実は、茶道や華道、武道など和の身体作法でも「脇」は重要なポイントとされています。

ジャージのラインを意識する

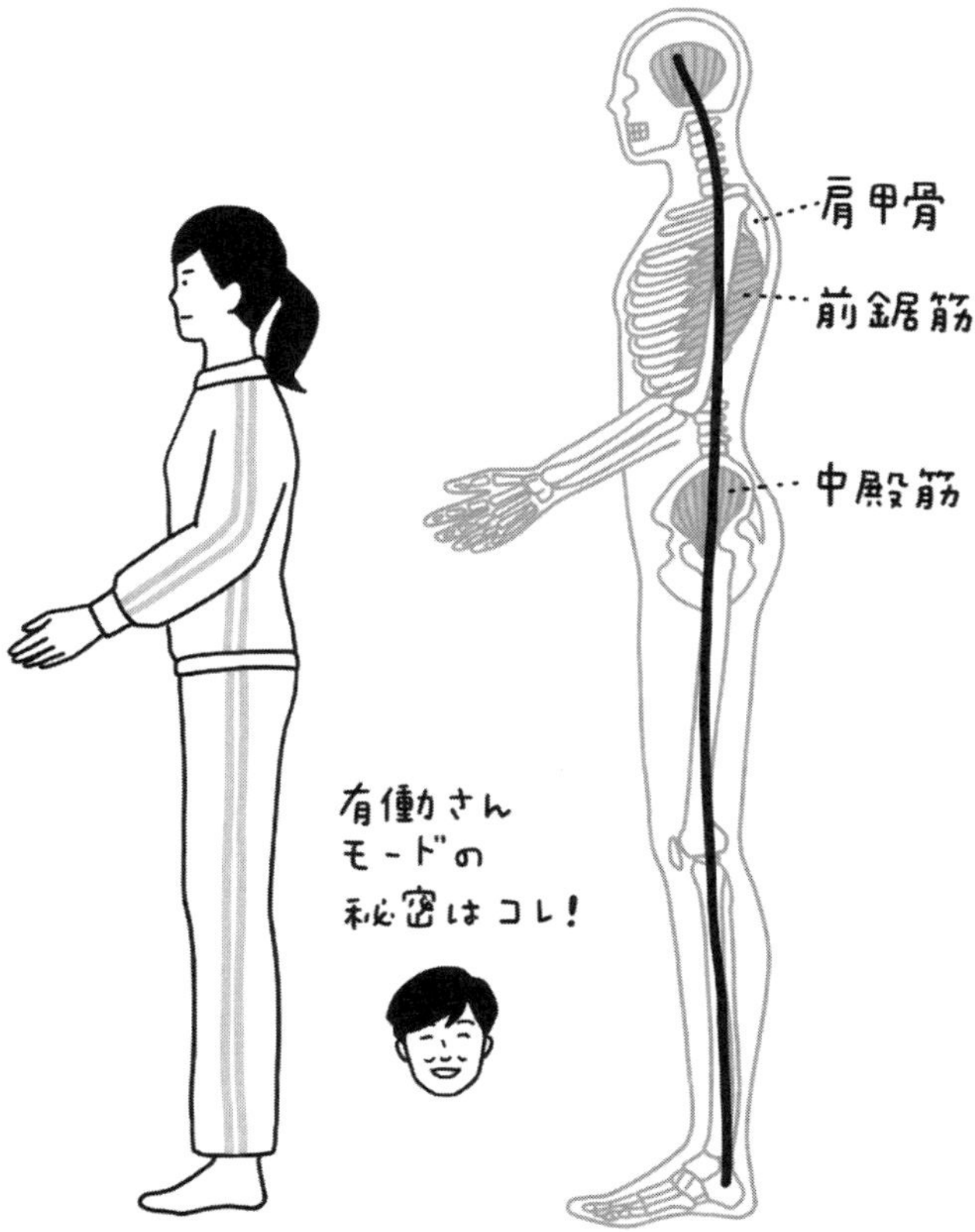

サイドラインを意識することで、筒状の立体的な身体になり、安定した姿勢を保つことができる

一般には、「脇を締めろ」とか「脇を意識しろ」といわれますが、これがどうも難しいのです。

難しいのは、意識しようとすると必要以上に身体を緊張させてしまうからです。

懐の深さを体験するワーク

ほどよい匙加減で行えるようになるには修業がいるのですが、ここでは修業なしでその感覚を体験する方法をお伝えします。

なんと、丸めたタオルを脇に挟むだけなのです。

「脇タオルのワーク」と覚えておいてください。

いかにも効かなそうな名前ですが、とにかく体験してみましょう。

脇タオルのワーク

①座ったままでも、立った状態でもどちらでもいいので、楽にまっすぐな姿勢になりましょう。

②厚手のタオルを丸めて左脇に挟みます。

どちらから始めてもよいのですが、必ず片側ずつ行います。

③視線は、海の水平線を見ているように遠くに向けます。

④30秒ほどたったら左右の肩の状態をくらべてみます。

左肩がフワッとゆるんで膨らんだ感じがして、両手を伸ばして頭の上で手を合わせてみると、左腕が長くなっていることに気づくはずです。

左半身全体が安定して、伸びやかになったと感じるかもしれません。

これは、脇の筋肉のバランスがとれたことで、左のサイドラインが伸びやかになったからなのです。

反対側もやって、サイドラインの感覚が体験できたら、

⑤今度はタオルを２枚用意して、丸めて両脇に挟みます。

ここでも、視線は海の水平線を見ているように遠くに向けます。

どんな感じがするでしょうか？

自然に姿勢がまっすぐになって、ストンと肩の力が抜けた感じがします。

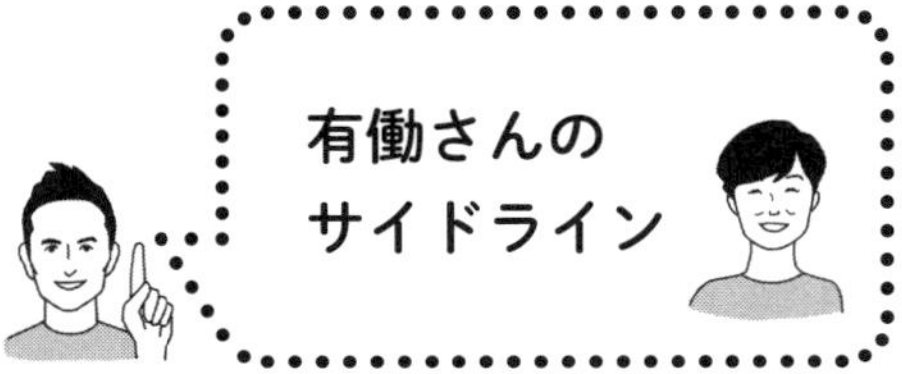

脇タオルのワーク

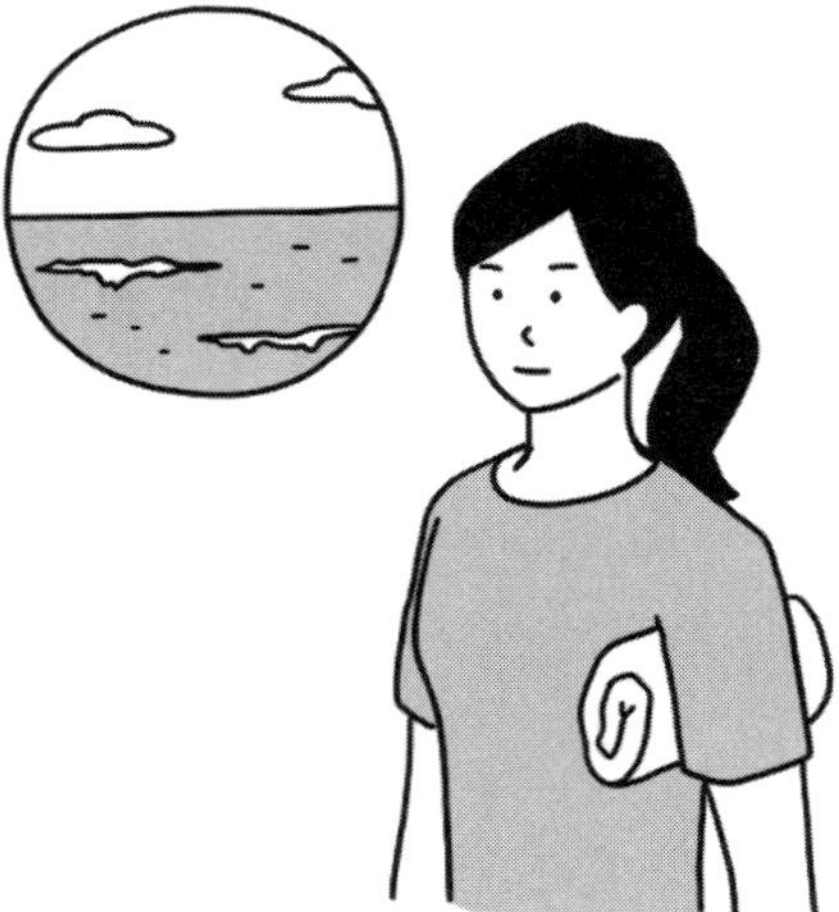

厚手のタオルを丸め左側の脇に挟む。視線は海の水平線を眺めるように遠くに向けて30秒。左右片側ずつ行う

これは、左右のサイドラインが目覚めたことで、胴体が筒のようになった状態です。

実は、お座りしたばかりの赤ちゃんは筒状の胴体をしています。

筋力が十分でないので、最小限の力で支えられるよう、力みのない最適なバランスをとることで自然に筒状になるのです。

坐禅の指導で、赤ちゃんのお座り姿勢が見本にされることがあるほどなのです。

胸がひらいて、呼吸も楽になっているはずです。

普段より、ゆったりした気分になっているかもしれません。

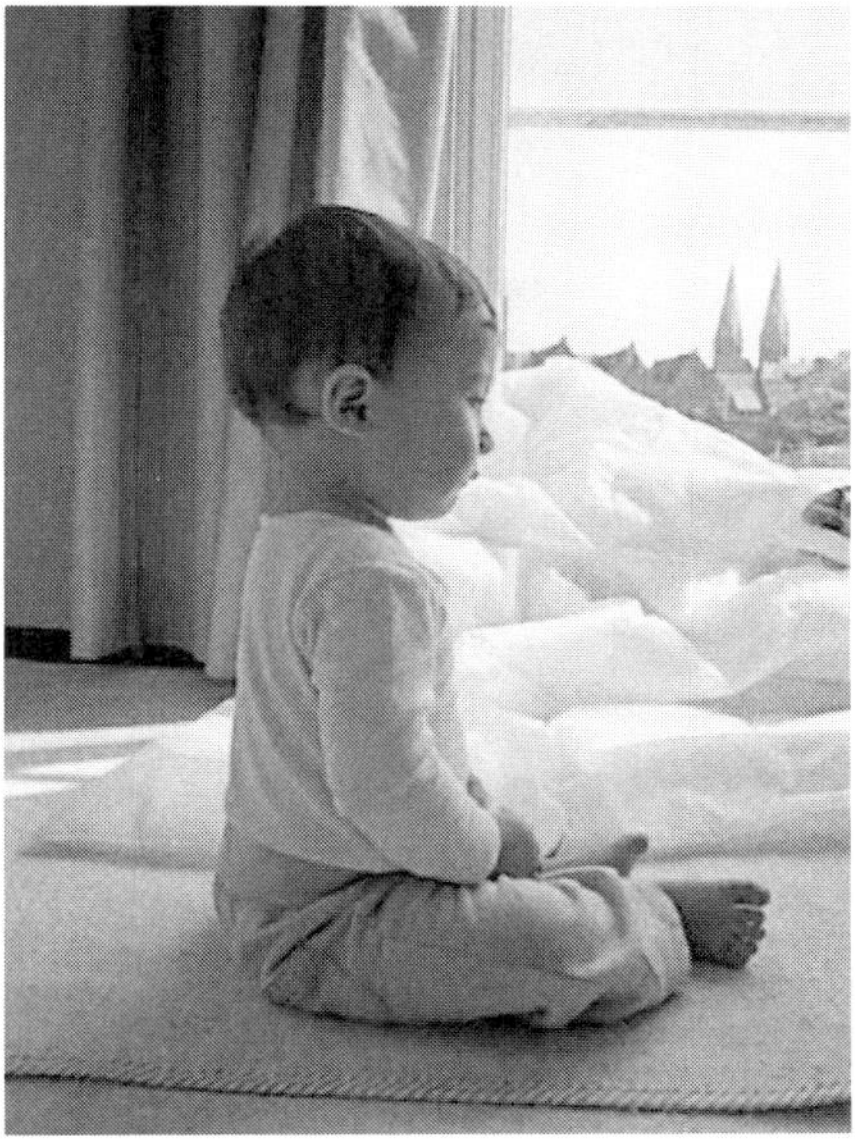

サイドラインが目覚めると、胴体が筒のような状態に。赤ちゃんのように力みのない最適なバランスをとることができる
（写真提供／藤田一照）

この感覚が、まさしく有働さんの懐の深さなのです。

何があっても余裕で受けとめることができるので、場を盛り上げるために自虐も辞さない、なんてことは朝飯前なのです。

⑥今度は、座った状態で両脇にタオルを挟んだまま、胴体を前後左右にゆらしたり、回転させたりしてみましょう。

サイドラインのサポートで胴体が筒状に安定しているので、力むことなく自由自在に動けます。

自由自在に動いていると無邪気な気分になって楽しくなります。

しかめっ面になれといわれても、かえって難しいのです。

世の中のみんなが、こんなに無邪気でいられたら、人間関係は、ワクワク楽しいものになって、ストレスもグッと減るでしょう。

また、筒状構造でいるとどんなに揺れても、起き上がり小法師のように、ニュートラルに戻ってこられるのです。

気分の赴くままに自由に振る舞っているようでも、アナウンサーの仕事はきっちりこなす有働さんの安定感の秘密はここにあります。

生放送の最中に、外れかかったつけまつげを中座して直して、平然と戻ってくるなんて、有働さん以外のアナウンサーでは決してできないことです。

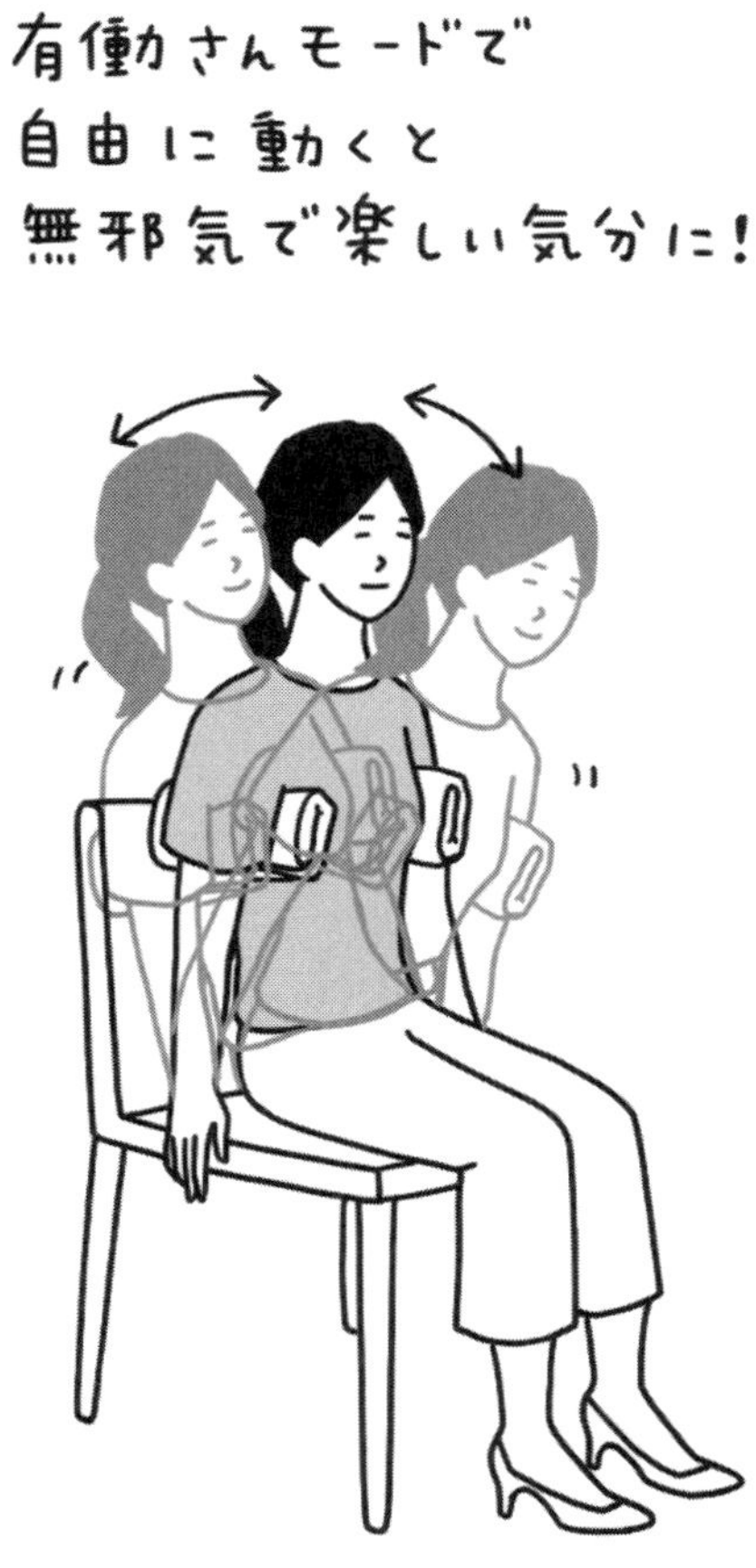
有働さんモードで
自由に動くと
無邪気で楽しい気分に！

脇にタオルを挟むだけで、「有働さんモード」の入り口に立てるとは、なんて魅力的なことでしょうか。

有働さんの「脇づかい名人」ぶりをまねるのに、いつも脇にタオルを挟んでいる必要はありません。

慣れてくれば「脇にタオルを挟んでいる」感覚を、タオルなしでも再現できるようになります。「脇の感覚を忘れてしまった」ときには、また実際にタオルを挟んでその感覚を思い出せばいいのです。

脇タオルのワークは、デスクワーク時にも効果を発揮します。

パソコンに向かって集中しているとどうしても

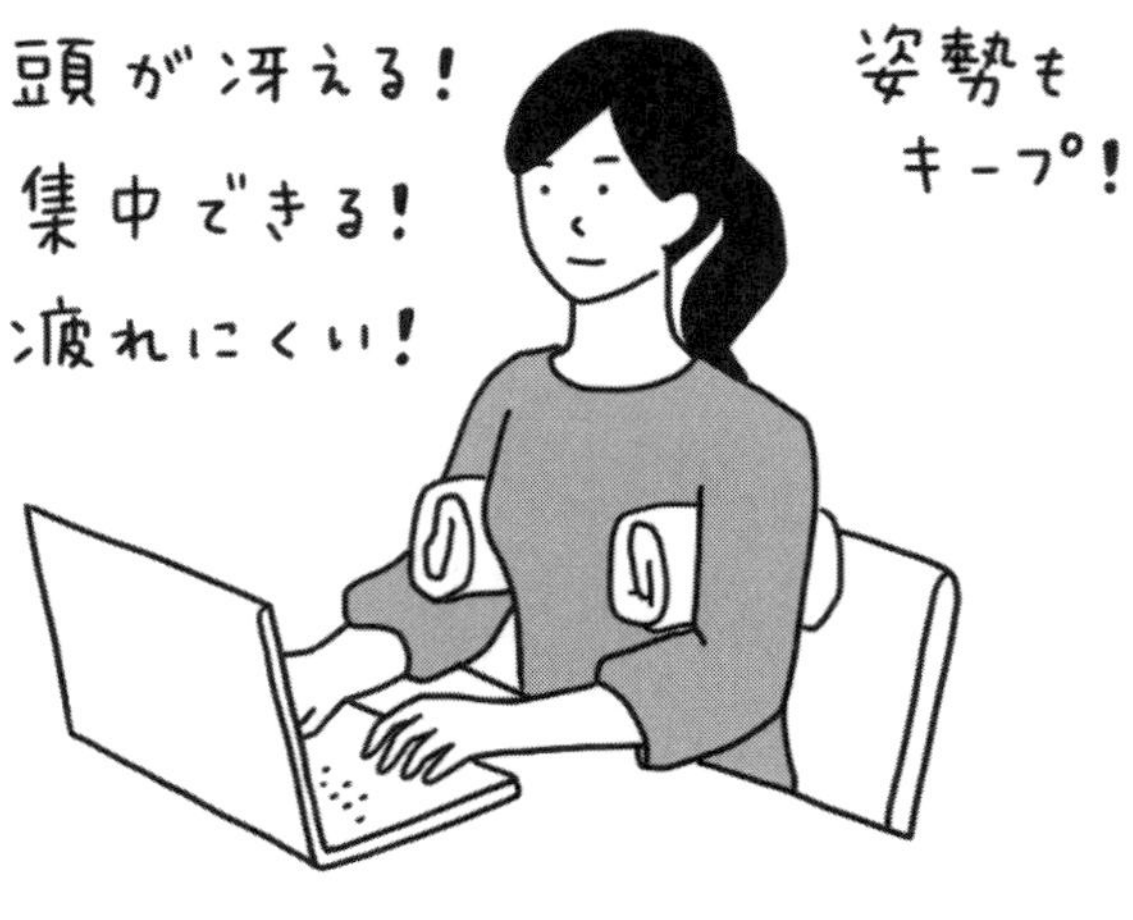
頭が冴える！
集中できる！
疲れにくい！
姿勢もキープ！

猫背になりがちですが、両脇にタオルを挟むと、キーボードを打っていても、自然にスッとしたまっすぐな姿勢をキープできます。

頭が冴えた状態で、長時間集中力を持続できて、しかも疲れにくくなるので、これはもう試してみない手はありません。

パソコン以外でも手先の作業を行う場合はいつでも使えます。

このワークは本当にお勧めなのでぜひ日常生活の中にとりいれてみてください。

変幻自在な有働さんの動き

脇タオルのワークで、サイドラインを目覚めさせて、有働さんの懐の深さと変幻自在さを体験しました。

ここからさらにもう一歩、有働さんの魅力に近づくには、サイドラインのある部位に働きかける必要があります。

それは、「12番肋骨《ろっこつ》」です。

12番肋骨といわれても、ピンとこないという方が多いでしょう。

ボディワークでは、12番肋骨はサイドライン全体を自由にする肝であり、同時に、ここさえ解放すれば身体全体が楽に動けるようになる、という最重要ポイントなのです。

ここで、12番肋骨について少し説明します。

心臓と肺を囲む鳥かごのような形をした胸郭《きょうかく》を形成する肋骨は、片側12本ずつあります。

肋骨の上部10対の骨は背骨と胸骨につながっていますが、下部2対の骨は背骨につながっているだけで、骨の片端は宙に浮いています。

そのため、11番と12番は「浮遊肋骨」といわれます。

とくに最も下に位置する12番肋骨は、長さが10センチにも満たず、動きの自由度が高くなっています。

しかし、その分、ゆがんで固まりやすい部分でもあるのです。

こんなにも小さな12番肋骨ですが、サイドライン全体のど真ん中にあるので、胴体を自由にするためには大変重要なポイントなのです。

では、さっそく12番肋骨のワークを体験しましょう。

12番肋骨のワーク

①両足を肩幅程度に開いてまっすぐ立ち、肋骨の一番下を横から手で挟みます。親指は背中の側、残り4本の指は前側にくるように。

このとき、親指が触れているのが12番肋骨です。疲れたり、腰が重くなったとき、人は無意識にこのポーズをとっていることがあります。

②この12番肋骨から動くように意識して、まずは前屈と後屈を行います。体操のように反動をつけた動きではなく、ゆっくり丁寧に行いましょう。

③前後の次は左右の側屈です。こちらも12番肋骨から動くように、ゆっくりと丁寧に行います。

④それが終わったら、最後に左右のひねり（回転）を行います。

このワークのポイントは、
「12番肋骨から身体を動かすような感覚で行う」
「ゆっくり動く」

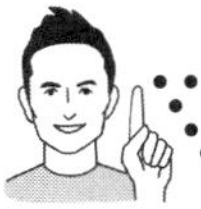

有働さんの自由自在な動き

12番肋骨のワーク

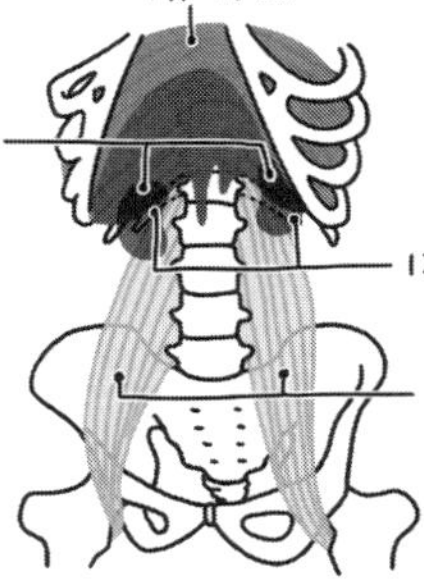

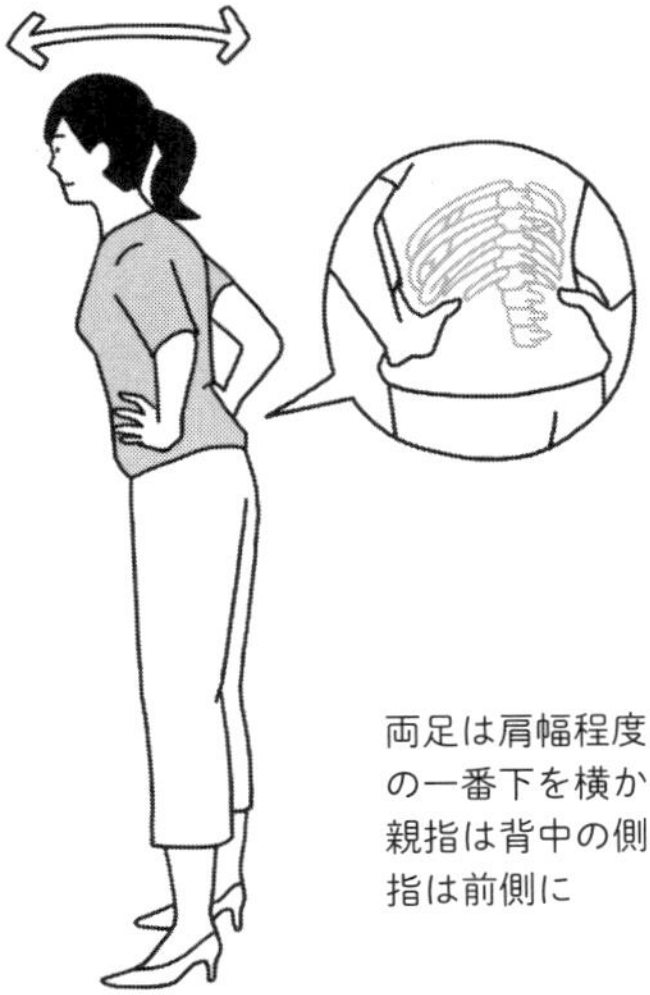

両足は肩幅程度に立ち、肋骨の一番下を横から手で挟む。親指は背中の側、残り４本の指は前側に

「ラクに動ける範囲で行う」

の３つです。

前後、左右、回転の動きが終わったら、身体に意識を向けてワークする前とくらべてどんな変化があったか感じてみましょう。

胴体を少し動かしてみるとどうでしょうか？

今までの板のように固まった状態からすると、拍子抜けしてしまうほどに、どこもひっかかることなく軽く動けるはずです。

有働さんの赤ちゃんのような自由な無邪気さは、12番肋骨のしなやかさに裏付けられたものといえるのです。

「バランス力」の王様への道

12番肋骨のワークには、応用編があります。

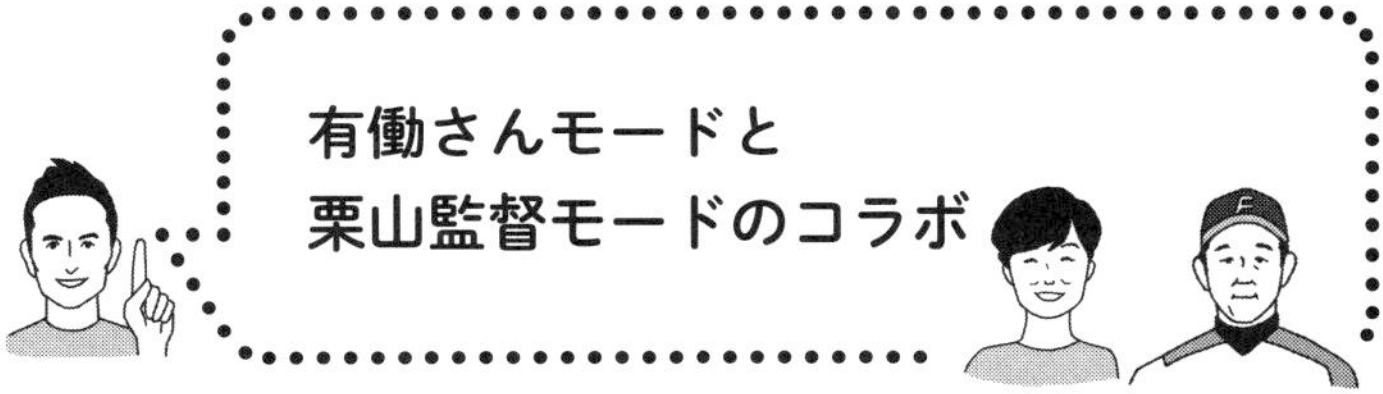

有働さんモードと
栗山監督モードのコラボ

12番肋骨のワーク　応用編

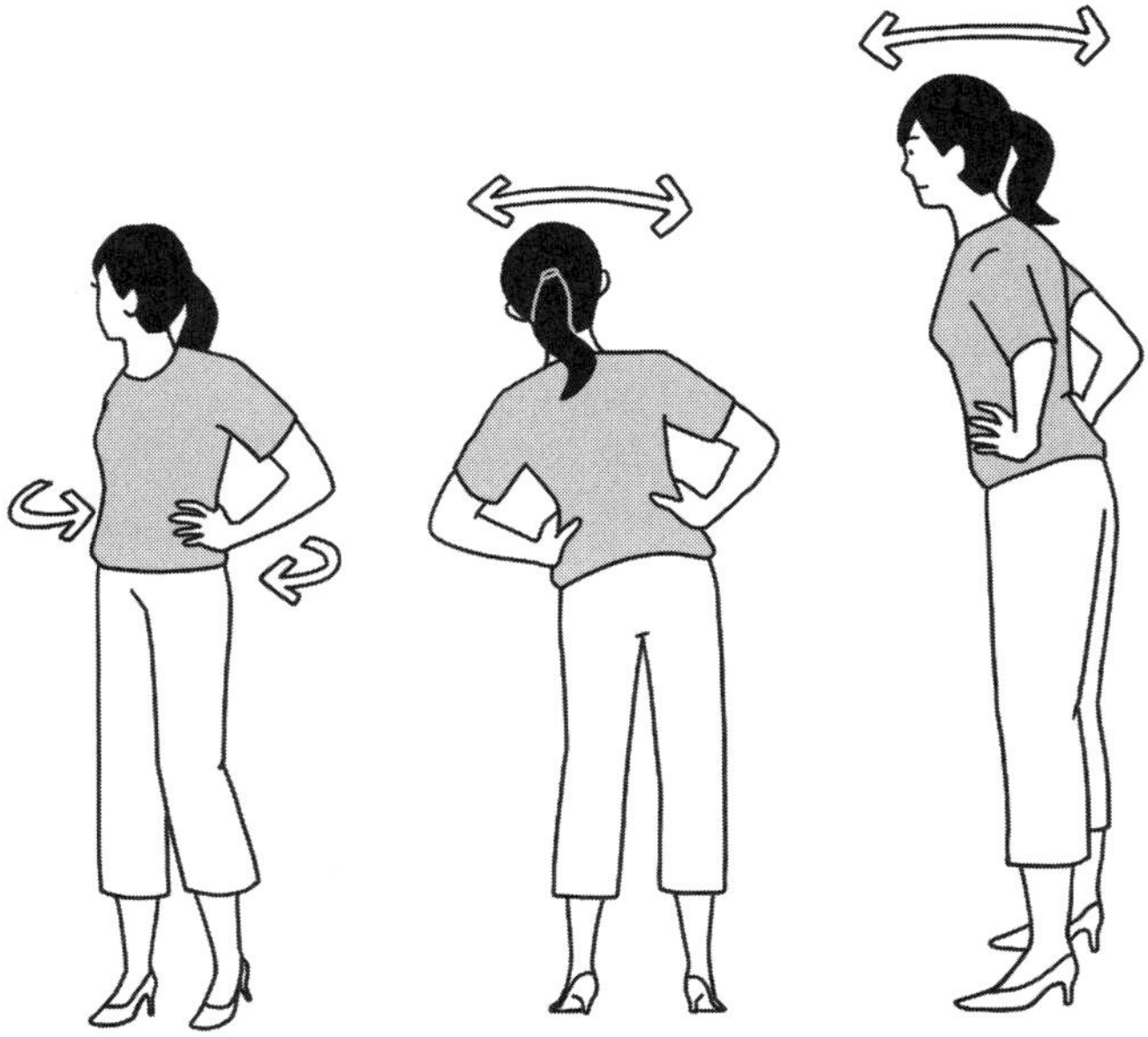

前後屈→側屈→左右のひねり（回転）の順に。ポイントは12番肋骨から身体を動かす感覚で

12番肋骨のワーク　応用編

①親指の先で12番肋骨に触れる基本姿勢の状態でゆっくり歩くだけです。

そのとき12番肋骨の動きを十分に意識しながら行いましょう。

歩く動きが加わることで、12番肋骨がより解放されやすくなります。

少し歩いたら、呼吸や姿勢に注意を向けてみましょう。自然に呼吸も姿勢も伸びやかになっているはずです。もしかしたら、気分も落ち着いているかもしれません。

実は、これには解剖学上の理由があります。

12番肋骨は、呼吸運動の中心である横隔膜、立ち姿勢や歩行に大事な役割を果たす大腰筋

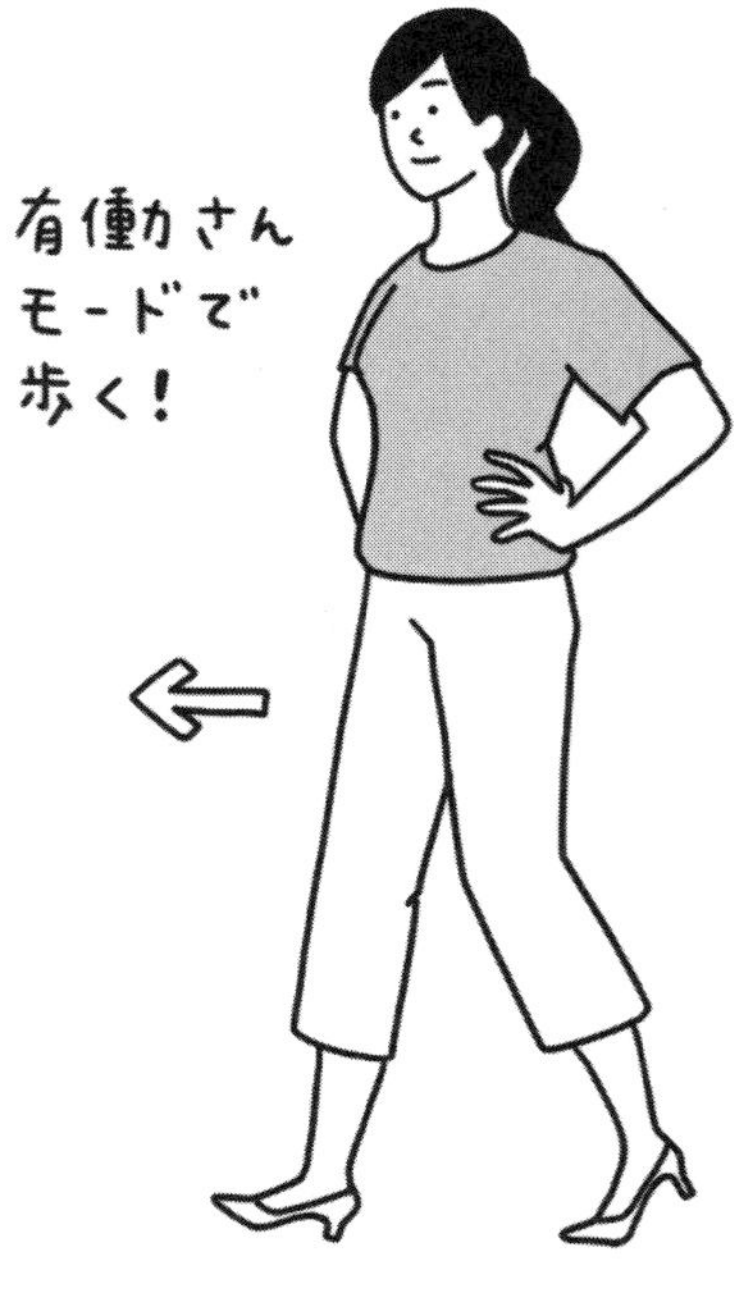

がそれぞれ付着し、その2つの筋肉が合流する場所なのです。

ここで何かに気づきませんか？

そうです、栗山監督の「横隔膜と大腰筋のバランス」です。

12番肋骨のワークは、有働さんの無邪気なかわいさだけではなく、栗山監督の安定した情熱のトリガーにもなっているのです。

有働さんモードと栗山監督モードを同時に活性化させることのできる12番肋骨は『『バランス力』の王様』への道の入り口に立つための、もっとも大事なスイッチボタンといえるのです。

ここさえ押しておけば、ストレスだらけの人間関係が、少なくとも今よりはましにならないはずはないのです。

こんな、便利でありがたいボタン、押さない手はないとおもいませんか？

第5章　日々の人づきあいが楽になる脳幹リセットワーク　～応用編

人間関係のモヤモヤ、ピリピリ。

それを解くカギとして機能不全になっている脳幹をリセットして、神経本来の仕組み「赤ちゃん力」をとり戻す、というのが本書のテーマでした。

そして、誰もが簡単にそれをとり戻すための具体的な方法を、名人たちの身体性をヒントにしたボディワークとしてお伝えしてきました。

最後に、それらのワークが日常のシーンの中で、どのように活用できるかをご紹介します。

気になるパートから気軽に読み進め、ぜひ実際に試してみてください。

応用編1　課長が苦手だから会社に行きたくないとき

頭ではわかっているのです。

決して悪い人ではない。

丁寧に話せばちゃんとわかってくれる。

でも、メガネの奥でギロリと光るあの目を見てしまうと、どうしても身体がこわばってしまい、何もいえなくなってしまう……。

本当に多いのです。

上司との反りが合わなくて、毎日がドヨンとしてしまう、心と身体の元気を失ってしまっている人が。

友達だったら、自然に疎遠になっていけばいい、でも上司だとそうもいかない。

生理的に合わないってありますよね。これは神経の問題なのです。

頭でアレコレ考えて、努力してもうまくいかないのです。

神経の問題は神経の仕組みで解決しましょう。

この状況で有効なのは〝髙田社長モード〟です。

どんな状況でも自分を見失うことなく、自分の中にある『快不快力』とつながることができる。

第3章の「おへそワーク」（145ページ参照）が有効です。

課長と話すときはおへそに手を置いた状態にしておきましょう。

いつもよりおだやかな自分でいられると感じたら、しめたもの。

そのうち、課長が苦手という気持ちも薄れていきます。

おへそワークは、気持ちを込

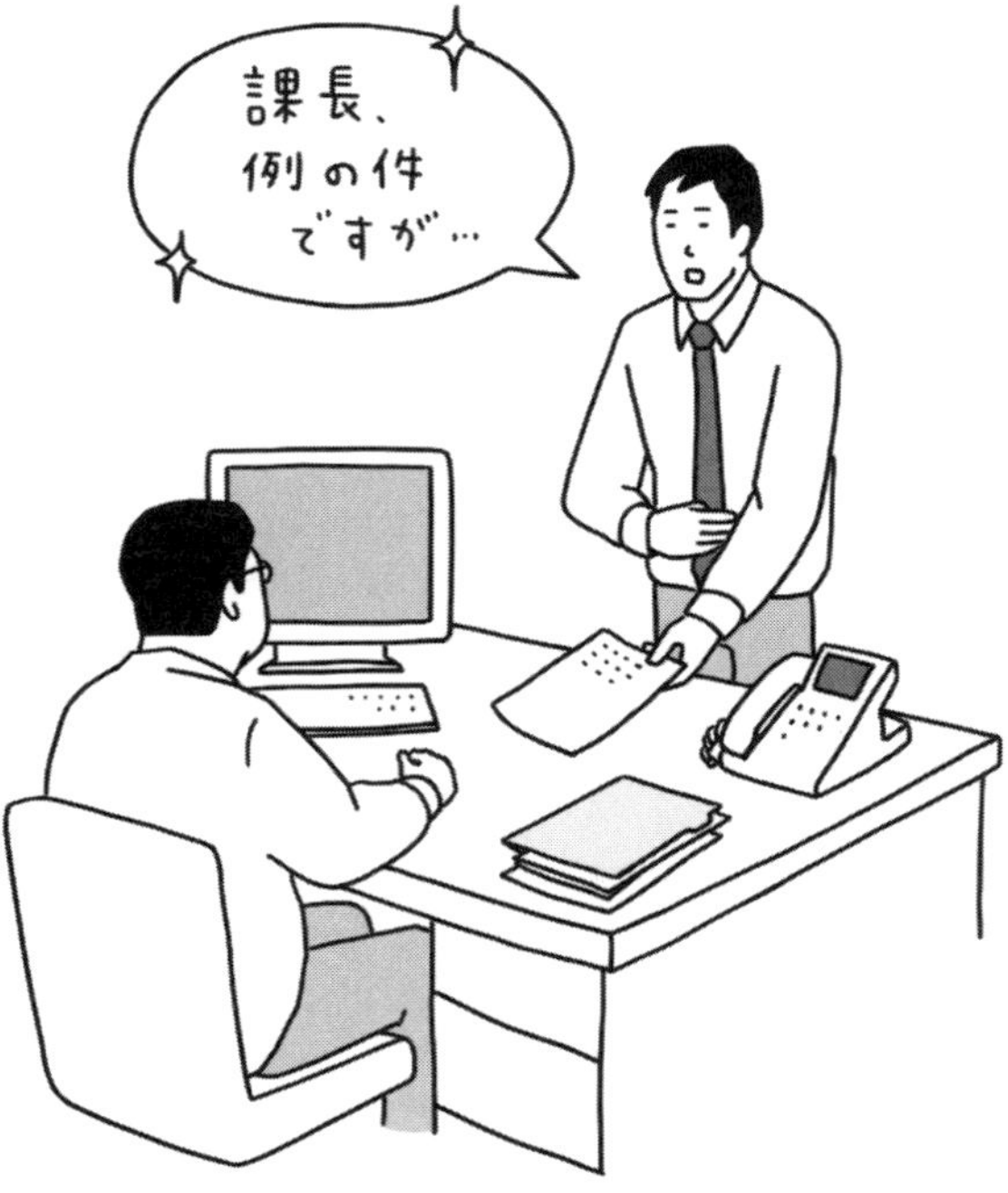

めて話をしたいというときにも有効です。

自分の領域が侵害されると感じる場合は、「我見ルックのワーク」（156ページ参照）も有効。

窓の外に課長を見ることで、余裕が生まれます。

赤ちゃん力でいう『出会い力』をとり戻すことができるのです。

手で格子戸をつくるわけにはいかないので、例えば伊達メガネを使うという方法もあります。

おっかない存在だった課長が、なんだかかわいく見えてくるかもしれません。

応用編2　かわいげのない部下とどう接すればいいかわからないとき

年下の人間と接するのは意外と難しいもの。

威張っているとおもわれたくないので遠慮していると、ただのへなちょこおじさん、おばさんになってしまう。

だからといって、変に存在感を出そうとすると、説教くさい、うっとうしい存在となってしまう。

こんなとき有効なのが、〝栗山監督モード〟。「かかしのポーズのワーク」＆「腿上げワーク」（179ページ参照）を行います。

存在感を保ちながらも押しつけがましくない、理想の上司の身体性『バランス力』をとり戻すことができます。

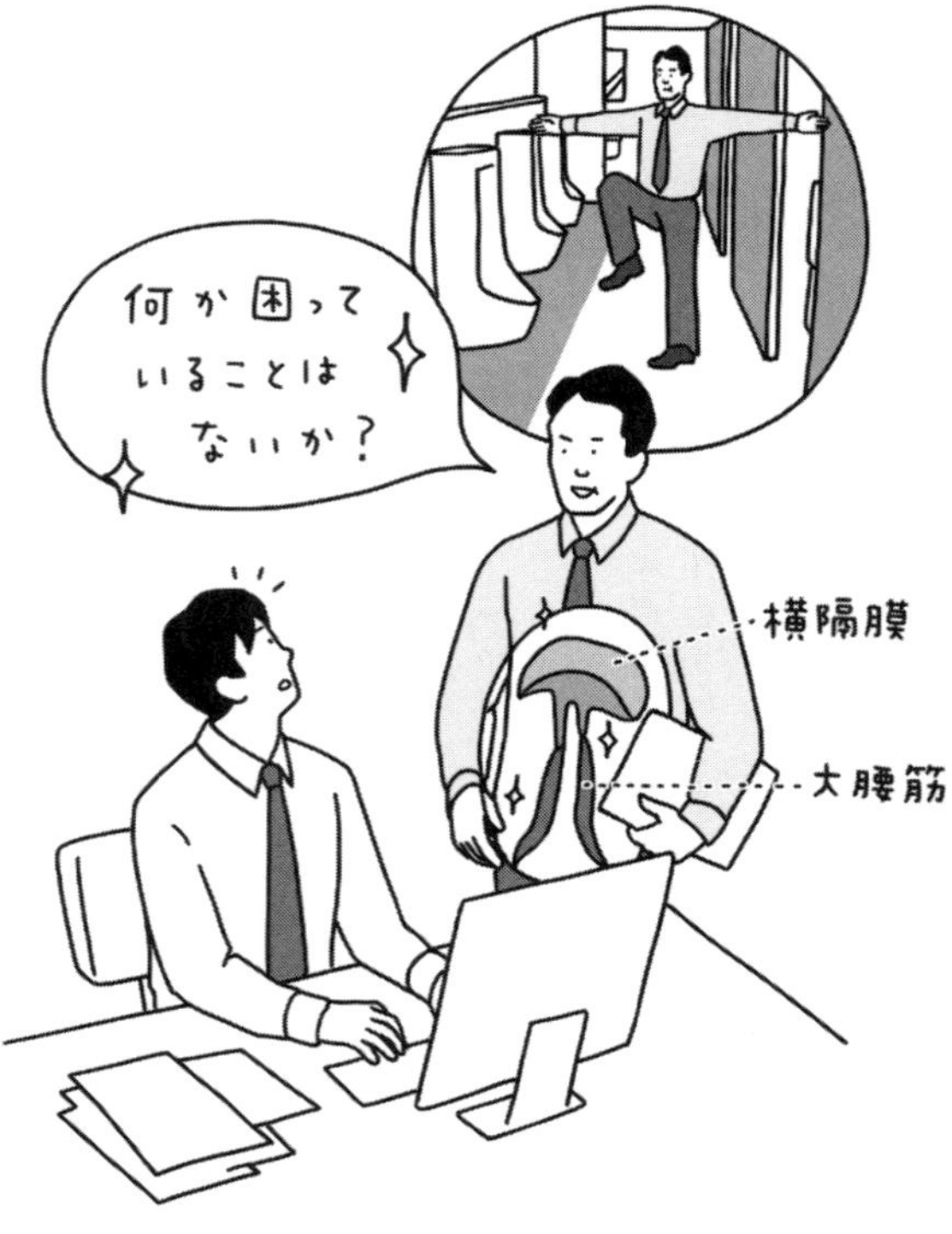

やる気のない部下を元気づけたいとき、マナーのなっていない若者に一言注意するとき、などの状況でぜひお試しください。

部下に頼りにされているのを感じることができるはずです。

「かかし&腿上げワーク」は、長時間デスクワークを続けて集中できなくなったとき、腰や肩が痛い、身体が重いとき、などにも有効な万能ワークなので、ぜひ毎日の習慣としてとりいれてください。

応用編3　パートナーに対して、ついけんか腰になってしまうとき

本来はお互いに一番の味方でありたいはずの、夫婦や恋人関係。

細かいことには目をつぶってなんとか仲良くやっていこうと、いつも自分にいいきかせている。

それなのに、相手を目の前にして言葉を発するとトゲトゲしてしまい、ついけんか腰になってしまう。

気がついたら相手の顔が目のつり上がった般若にしか見えない、般若になっているのは自

分なんですけどね……。

こんなときは〝矢作さんモード〟しかありません。

とくに、「甘噛みボイスのワーク」（72ページ参照）が効果的。

頭でこねくりまわして考えた、ご機嫌とりの言葉よりも、「今日はどうしてたの？」のような何気ない言葉を甘噛みで伝えるほうが、はるかに有効なのです。

なぜならピリピリしているのは神経の問題なので、理屈ではなく、神経をほぐすための身体性が必要とされているからです。

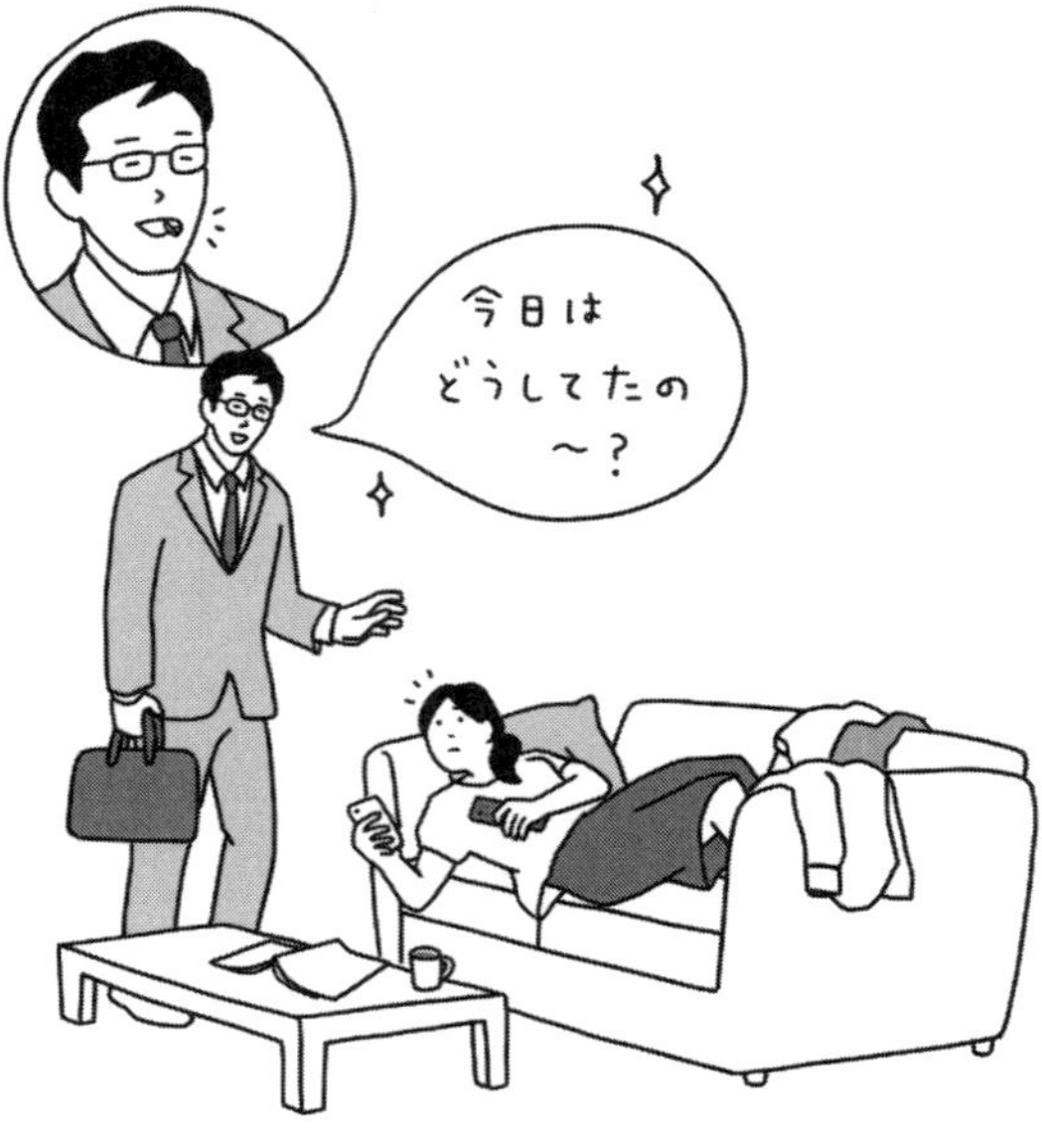

矢作さんの、

「本当に小木はしょうがない奴だな～」

というときのニュアンスを参考に言葉がけをするのもいいアイデアでしょう。

個人的なことで恐縮ですが、私自身にとって〝矢作さんモード〟は生きていくための最強のツールとなっています。

いつか矢作さんにお会いして、ぜひ直接お礼をお伝えできればとおもっています。


もちろん、ボディワークのクライアントさんをはじめ、研修を受講してくださったビジネスマンの方々など、多くの人に試してもらって、その効果は確認済みです。

いきなり奥さんを目の前にして行うのはハードルが高いので、最初はコンビニの店員さんなどを相手に練習してみましょう。

これまで目も合わせたことのなかった店員さんと、おもわず雑談してしまうような展開になるかもしれません。

「甘噛みボイス」は、『出会い力』や『共鳴力』を引き出すので、初対面の人と打ち解けたいときにも効果的です。

応用編4　もうめんどうくさくて誰とも会いたくないとき

一人きりで自宅で過ごし、誰とも話さない日、コンビニで店員さんに「お箸はいりません」というのも、モゴモゴくちごもってしまって、人と話すこと自体がおっくうになることがあります。

そんな日が続くと、オフタイムでも人と話すより、ネットを見ている時間が多くなり、引きこもりがちになります。

引きこもって一人でいたいときもあります。

問題は、いざ外に出て人と出会おうというときに、気持ちが萎えてしまって、どんどん引きこもりがちとなり、心と身体が元気を失ってしまうことです。

人と出会わないので、元気が出ない。

元気がないので、人とも出会えないという悪循環に陥ってしまうのです。

そんなときは、早めの〝髙田社長モード〟。

「耳ひっぱりボイスのワーク」（128ページ参照）が効きます。

耳をひっぱりながら、頭から抜けるように声を出します。

「いらっしゃいませ」でも、「こんにちは」でも構いません。

しばらく続けていると、先ほどまで能面のような表情だったのが生気をとり戻し、ボソボソ声にも張りが出てきて、気持ちが外向きになります。

『出会い力』と『顔面力』をとり戻すことができるのです。

耳ひっぱりボイスは、人前で過剰に明るく、元気に振る舞おうと努力

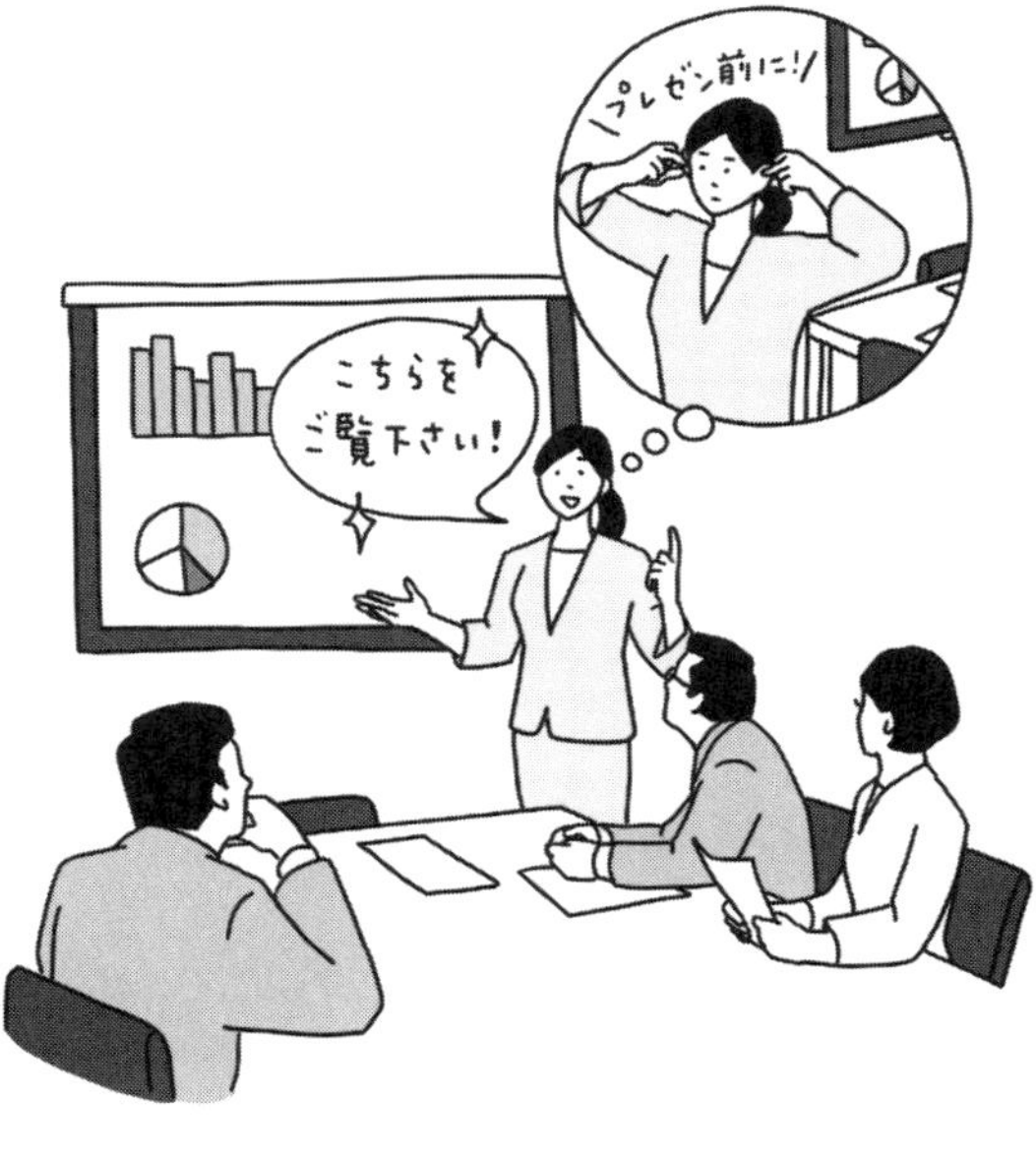

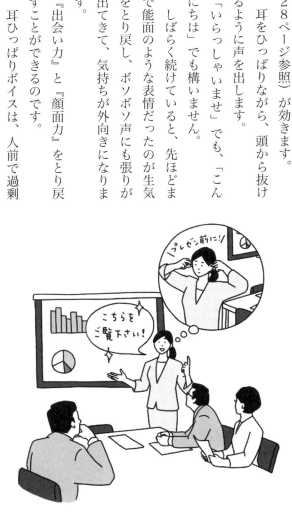

して、疲れている人にも有効です。

鼻腔共鳴の発声がうまくできれば、話せば話すほど自分も相手も自然に元気になるので、努力する必要がなくなります。

他にも、人前でプレゼンするとき、長時間のデスクワークで頭がボーッとしたときにも有効です。

脳に血液が循環して、頭がしっかり覚醒することが感じられます。

応用編5 いいたいことがいえずにモヤモヤするとき

人間関係の中でもっとも大きなストレスになるのは、いいたいことがいえないとき。

職場や親族の関係など、自分の置かれた立場の中で、自由にものがいえないで我慢しなければならないことは確かにあります。

しかし、我慢するのが当たり前になりすぎると、例えば親しい友達関係など、我慢しなくてもよい間柄においても、いいたいことをいえなくなっていることが多いのです。

そんな状態が続くと、一体自分が何をしたいのかもわからなくなって、あらゆる人間関係がモヤモヤしたものになってしまいます。

そして、たまにぶち切れて、普段だと考えられないような乱暴な言動に走ってしまい、その後自己嫌悪となり、より一層何もいえない自分になってしまうのです。

この悪循環を断ち切るには、〝大久保さんモード〟。

いいたいことがいえず、固まってしまった舌を、「舌骨ボイスのワーク」（101ページ参照）でほぐしてあげましょう。

大久保さんがイケメンの若手俳優さんに絡むときの表情を思い浮かべながら、舌の奥を動かすようにして発声します。

「ねえ、このまま駆け落ちしない？」

とか、おもったことをそのまま好きに声に出してみます。

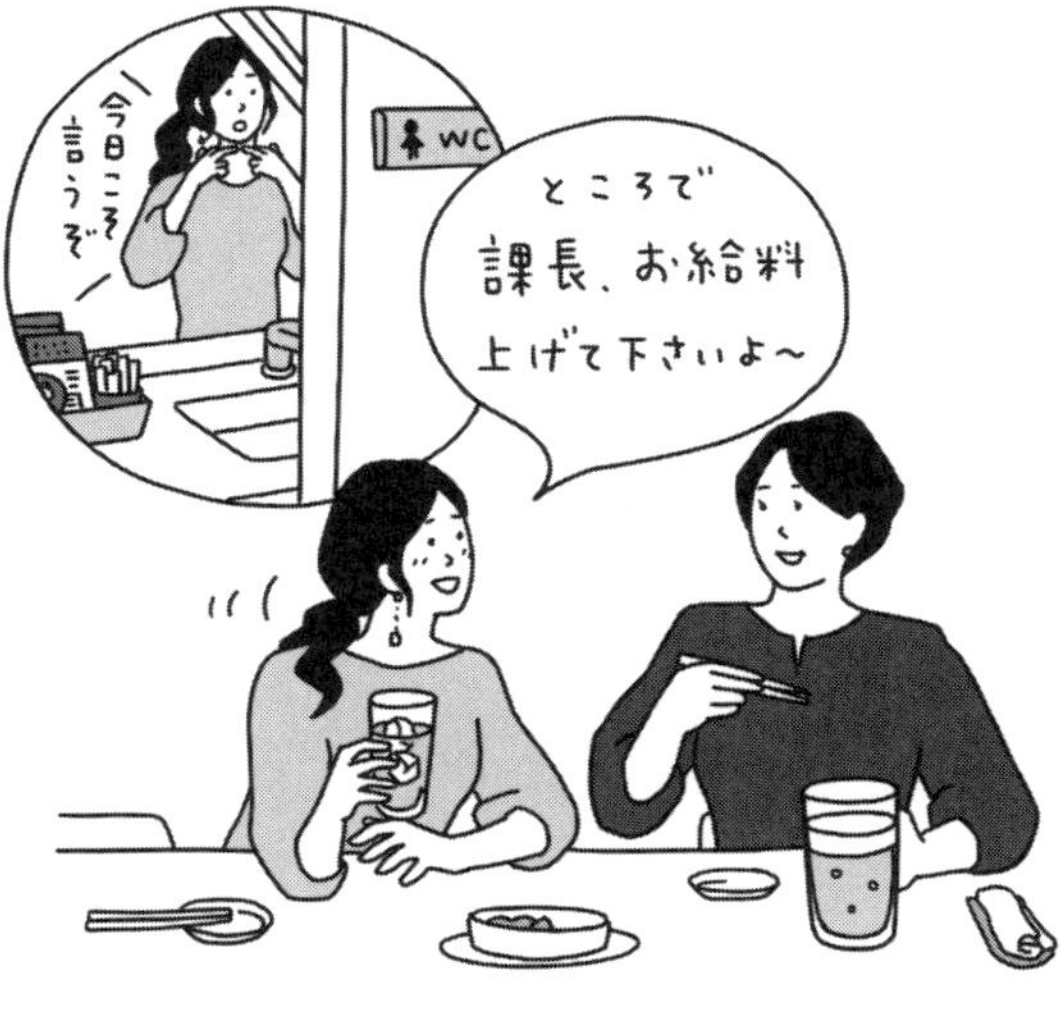
今日こそ言うぞ
WC
ところで課長、お給料上げて下さいよ〜

普通に考えると結構きわどい台詞でも、舌骨ボイスでいうと『出会い力』『顔面力』『快不快力』が引き出されて、ほんわかした空気が生まれるので、いわれたほうも悪い気がしないのです。

何より、いいたいことをいえなくて固まっていた舌がほぐれて、いった本人が、胸の奥からスキッとした気分になるのです。

頭でアレコレ考えて、口先だけで言葉を発しても、モヤモヤは消えません。

普段から、舌骨ボイスを心がけることで、相手に不快感を与えることなく、本音で語れる自然なコミュニケーションが可能になるのです。

応用編6　飲み会が楽しくないので、すぐ帰りたくなったとき

職場でよくある打ち上げなどの飲み会、本来は仕事から少し離れて、楽しい社交の場になるはずが、なんだか身の置き場がなくて、何をしゃべればいいのかわからなくて、ちっとも楽しくない。

ストレス発散が目的なのに、かえってストレスになる。

そんなふうに感じている人がとても多いのです。

実は私自身も、かつては社交を目的とした飲み会が苦手でした。

なんだか身構えてしまうし、場の空気が読めないから発言にも気を遣う。

開始早々から「早く帰りたい」とおもうこともしばしば。


飲み会が苦手な、そんなかつての私のような人にぜひ試してもらいたいのが、〝有働さんモード〟と〝ケンコバさんモード〟のコラボです。

まず、社交の場を楽しむために大事なのは、「身構えを解く」ことです。

ストレスにさらされて無意識に身構えている現代人にはこれがなかなか難しい。

ここで、有働さんの「脇づかい」です。

手軽にできる「12番肋骨のワーク」（２０２ページ参照）が有効です。

中座してトイレに行った際にササッとやるのもいいですし、人と話しながら12番肋骨に手をあてて軽く動きながら行うのも効果的。

腕組みをしているより、百倍打ち解けたコミュニケーションとなるでしょう。

私は、立食パーティなどで身の置き場がなく、一人固くなって立ち尽くしている人を見る

と、

「腰が軽くなるワークがあるので一緒にやりませんか」

と声をかけて一緒にこのワークをやります（おせっかいですみません）。

すると、みるみる顔の表情がほぐれて、場に溶け込んで、楽しんでくださるようになります。


次のステップは、〝ケンコバさんモード〟。

とくに、場の空気が読めないときは、とりあえず何もいわないでおとなしくしておこうと守りに入ってしまいます。

そのままでは、いつまでたっても場を楽しむことができません。
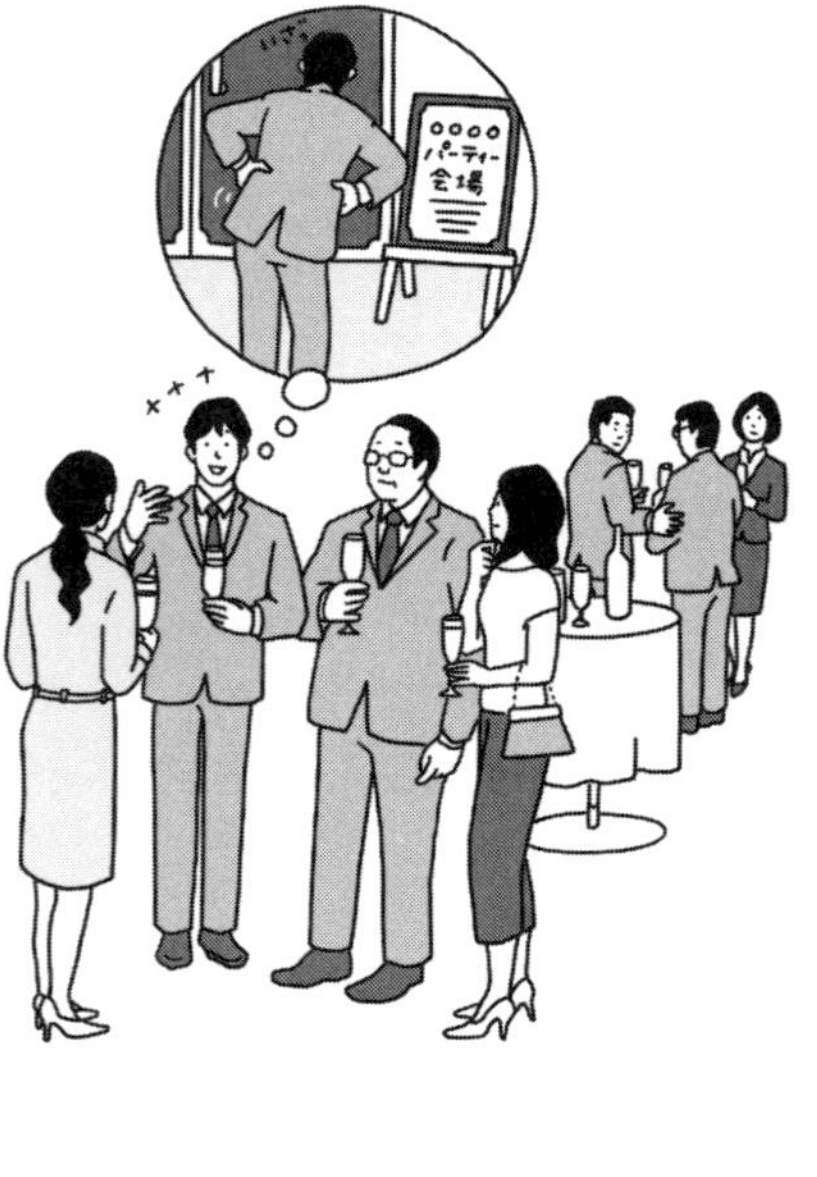

「場の空気が読める」とは、「頭で状況が理解できている」ことだけが、重要なわけではありません。

それよりも大事なことは、場に「安心感」を与えられるかどうか。

そういう意味では「発する言葉の内容」そのものよりも、発する声の質のほうがはるかに大事だったりします。

ここで、ケンコバさんの「のど発声のワーク」（88ページ参照）が日の目を見るのです。

「いやあ、昨日五反田の店でえらい目にあったんですよ……」

話の内容はなんでもいいのです。

重苦しい会議でも、ケンコバボイスで話し始めると、場がパッと明るくなり、場の空気が変わります。

売れている芸人さんのほとんどは、

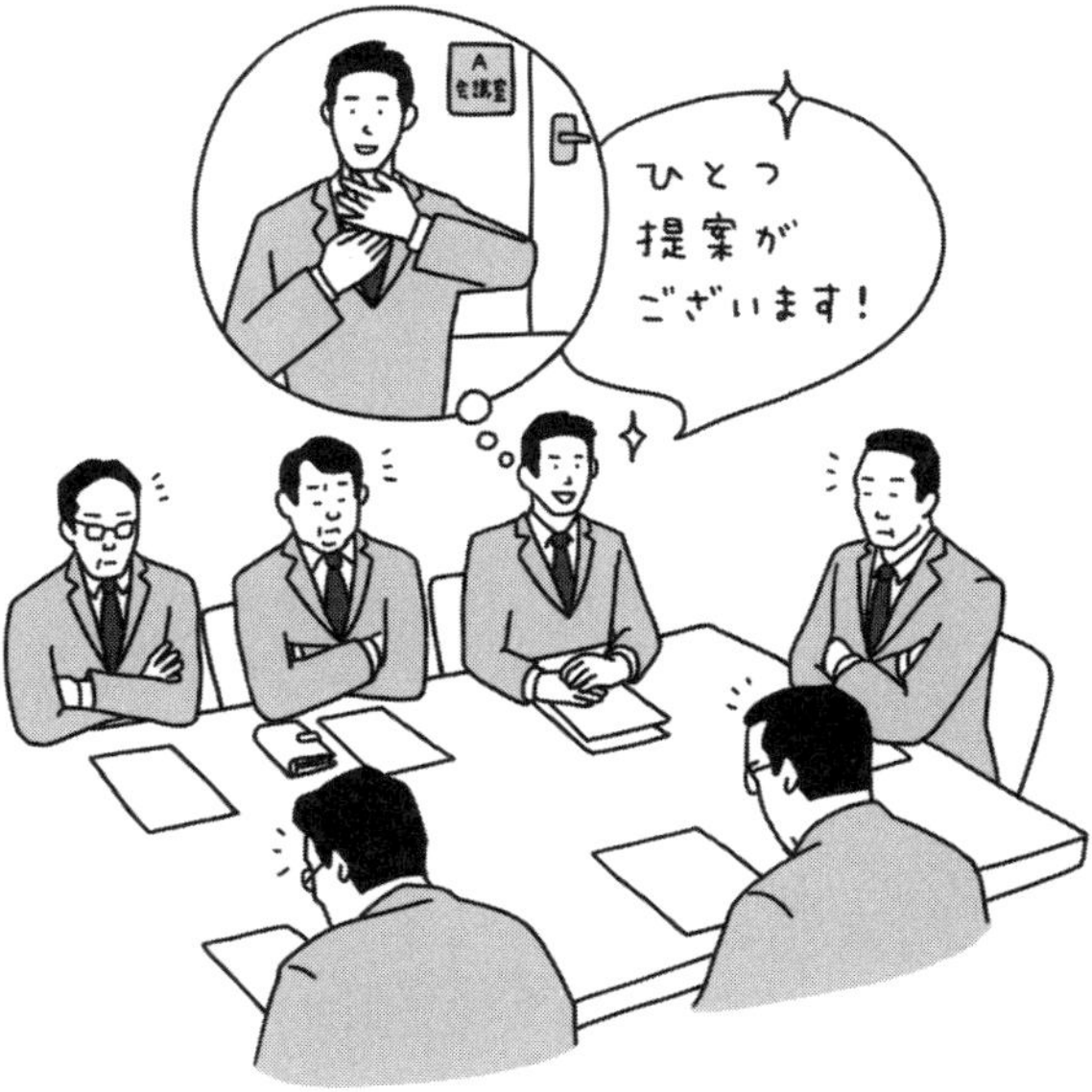

多かれ少なかれ、ケンコバボイスの要素を持った発声をしています。
笑って楽しめる場をつくるには、まずは「安心感」が必須だからなのです。

有働さんとケンコバさんのおかげで、かつては飲み会が苦手だった私も、今では余裕を持って場を楽しめるようになり、これまでの分をとり戻す勢いで多くの人との社交を楽しむ毎日を送っています。

遊びゴコロのあるコミュニケーションがより多くの人たちに広がり、この世の中が明るく楽しいものになることを心より願っています。

おわりに

心と身体を〝神経〟がつなぐ
人と人を〝神経〟がつなぐ
人と社会を〝神経〟がつなぐ

〝神経の仕組み〟が人と社会を元気にする

私は、30年以上にわたり人間の心身の問題について、研究者として、ボディワーカーとして、セラピストとして、そして今を生きる一人の人間として探究を続けました。

その探究は「神経の仕組み」を解明するための旅でもありました。

私の旅は、高校3年のある日突然やってきた
身体の違和感から始まりました。
なんだかよくわからないけど背中が重だるい、
そして気がついたら気分も重くなっている。

心と身体はどのようにつながっているのだろう？
それをより心地よいものにするにはどうすればいいのだろう？
なぜ現代を生きるわれわれはこんなにも元気を失っているのか？

そんな問題意識を持ちながら、研究者、ボディワーク・心理療法の実践家として試行錯誤の日々を過ごしてきました。

そして、その中で辿り着いた一つの洞察は、

われわれ個人が抱える問題、社会が抱える問題を解く鍵は、
「神経の仕組み」にある、ということでした。

緊張しすぎたら自然にゆるみ、
ゆるみすぎたら適切な張りをとり戻す、
それが「神経の仕組み」。

肩こり、腰痛、慢性疲労、そしてイライラ、モヤモヤなどの情緒不安定、
現代人の多くが抱える心身の悩みを解決するヒントは、
「神経の仕組み」にありました。

「神経の仕組み」をうまく働かせるには、目、鼻、口、耳への働きかけが有効であることに気づいた私は、
「耳ひっぱりワーク」「わりばしワーク（あごゆるめ）」など、誰でも簡単にできる様々なワークを開発し、

「疲れない身体になるためのメソッド」として世の中にご紹介してきました。

それらのワークの精度をより上げるために、米国の研究機関で冷凍保存されたご遺体の解剖を何度も行い、目、鼻、口、耳の神経と脳幹の構造的なつながりについて詳細に調べ、ワークによる働きかけが本当に神経に影響を与えうるのかを確認しました。

また、ワークの効果を確認するために、脳波や心拍などの生理データを測定する実験も行いました。

さらに昨今は、働き方改革推進という社会的背景もあり、「神経の仕組み」が企業などの組織開発にも深く関わっていることが注目されています。

私は科学研究と臨床の現場の両方を見渡せる人間として、

大学や医療機関などの研究機関、民間企業や地方公共団体などの実施機関、セラピストや代替医療の実践家グループ、の三者の間にネットワークをつくり、より幅広い視野で、現代人の神経のあり方について実験、調査するという活動に従事するようにもなりました。

その過程の中で、現代人、および現代社会において最も重要なテーマとして浮かび上がってきたのが、

「Social Engagement（社会的関わり）」、つまり人間関係の問題です。

多くの人は人間関係の問題で悩みを抱えており、企業などの組織であっても同様に、人間関係の問題が個人や組織のバイタリティ（生命力、活力）を押し殺してしまっているのです。

人間関係の問題を解決する場合、考え方を変える、意識を変える、など、「アタマを変えて行動変容を促す」というのがこれまでの一般的なとり組み方でした。

それは脳科学や心理学の知見をベースにしていることが多くあります。

一方、私が専門とする神経生理学の分野では、

「メンタルストレスは自律神経による身体反応と深く結びついているので、

自律神経、つまりカラダに働きかけることで改善効果が期待できる」という新しい考え方が特に臨床家たちの間で注目されています。

自律神経の一部である迷走神経は心臓をリラックスさせる働き以外にも、声を出す、顔を動かす、音を聞く、などコミュニケーションに関わる神経経路とのつながりを持つため、神経が適切に働いていれば、「人と関わることで心身が落ち着く」というのは、人間として当たり前の自然な生理反応であり、これが「Social Engagement」の力であるということなのです。

本書は、「Social Engagement」の力をわかりやすく体現化している「赤ちゃん」に着目し、それは誰もが本来持っているはずの力であることを直感的に理解できるよう内容を構成しました。

また、「Social Engagement」の力（＝「赤ちゃん力」）をうまく発揮している著名な方々

にご登場いただき、
神経生理学という専門的な内容にエンタメ性をとり入れて、より親しみやすく、わかりやすい内容になるよう、
そして何より楽しんでワークにとり組んでいただけるよう工夫をこらしました。

対談を快く引き受けてくださった髙田明社長、取材対談のご縁をくださった大久保佳代子さん、そして、本書を作成するにあたりインスピレーションをくださった矢作兼さん、ケンドーコバヤシさん、栗山英樹監督、有働由美子さんに心より感謝申し上げます。

最後になりましたが、人間関係の悩みを神経の仕組みで解決するというユニークでマニアックな企画に二人三脚でとり組んで原稿を仕上げてくださった講談社の依田則子さん、イラストレーターの伊藤美樹さん、ライターの今泉愛子さん、私の活動を支えてくれている仲間や家族に心からのお礼を伝えたいとおもいます。

みなさま、本当にありがとうございました。

「神経の仕組み」を通して、今を生きるすべての人たちが生命の輝きをとり戻し、一人一人がつながって、社会や世界がよりイキイキと楽しいものになるよう、本書が少しでもお役に立てることを願っています。

ありがとうございます。

2019年9月　藤本　靖

■参考文献

『赤ちゃんの発達とアタッチメント　乳児保育で大切にしたいこと』
　遠藤利彦（2017年8月　ひとなる書房）
『赤ちゃん学を学ぶ人のために』
　小西行郎／遠藤利彦（編）（2012年10月　世界思想社）
『想像するちから　チンパンジーが教えてくれた人間の心』
　松沢哲郎（2011年2月　岩波書店）
『まねが育むヒトの心』明和政子（2012年11月　岩波ジュニア新書）
『エンタテインメントの科学』
　湯山茂徳（編著）／苧阪直行／明和政子／佐藤由香里（共著）
　（2018年10月　朝日出版社）
『ポリヴェーガル理論入門　心身に変革をおこす「安全」と「絆」』
　ステファン・W・ポージェス（著）／花丘ちぐさ（訳）
　（2018年11月　春秋社）
『「ポリヴェーガル理論」を読む　からだ・こころ・社会』
　津田真人（2019年5月　星和書店）
『伝えることから始めよう』髙田明（2017年1月　東洋経済新報社）
『髙田明と読む世阿弥　昨日の自分を超えていく』
　髙田明（著）／増田正造（監修）（2018年3月　日経BP社）

藤本 靖

環境神経学研究所株式会社代表取締役。上智大学、筑波大学大学院非常勤講師（神経生理学、ボディワーク）。東京大学経済学部卒業。東京モード学園ファッションスタイリスト学科卒業。東京大学大学院身体教育学研究科修了。「神経系の自己調整力」に基づく「快適で自由な心と身体になるためのメソッド」を開発。簡単で、効果が高い疲労回復のためのワークが注目され、Google米国本社の研修プログラムでとりあげられる。教育機関・医療機関・民間企業などで講演、研修、ワークショップなどを行う。心身の健康の専門家としてTV・雑誌など出演。ベストセラー『「疲れない身体」をいっきに手に入れる本　目・耳・口・鼻の使い方を変えるだけで身体の芯から楽になる!』（講談社+α文庫）ほか著書多数。

講談社+α新書 819-1 B

人間関係が楽になる神経の仕組み
脳《のう》幹《かん》リセットワーク
藤本《ふじもと》 靖《やすし》

2019年9月19日第1刷発行

発行者―――― 渡瀬昌彦
発行所―――― 株式会社 講談社
東京都文京区音羽2-12-21 〒112-8001
電話 編集(03)5395-3522
販売(03)5395-4415
業務(03)5395-3615
デザイン―――― 鈴木成一デザイン室
カバー印刷―――― 共同印刷株式会社
印刷・本文データ制作―― 株式会社新藤慶昌堂
製本―――― 牧製本印刷株式会社
イラスト―――― 伊藤美樹
撮影―――― 柏原 力
編集―――― 依田則子

Printed in Japan
ISBN978-4-06-220686-0